U0273831

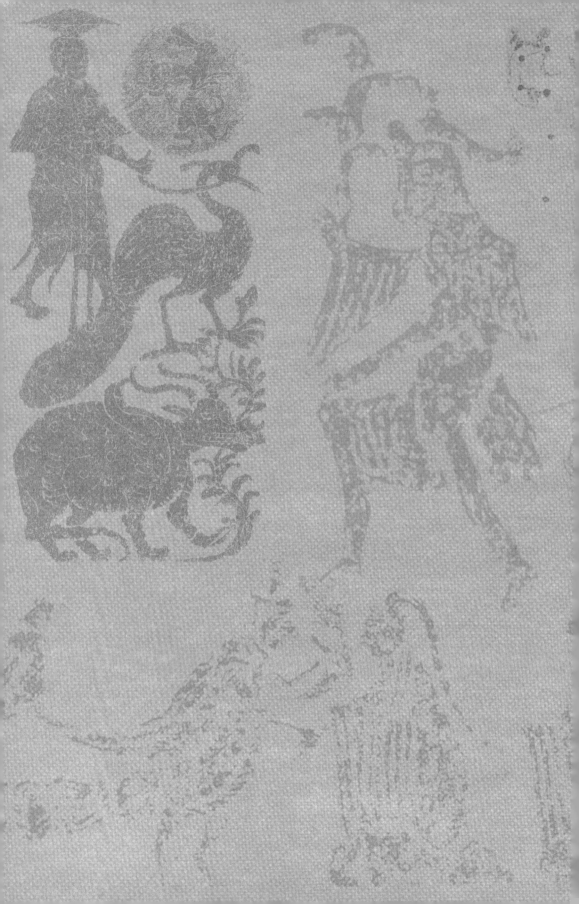

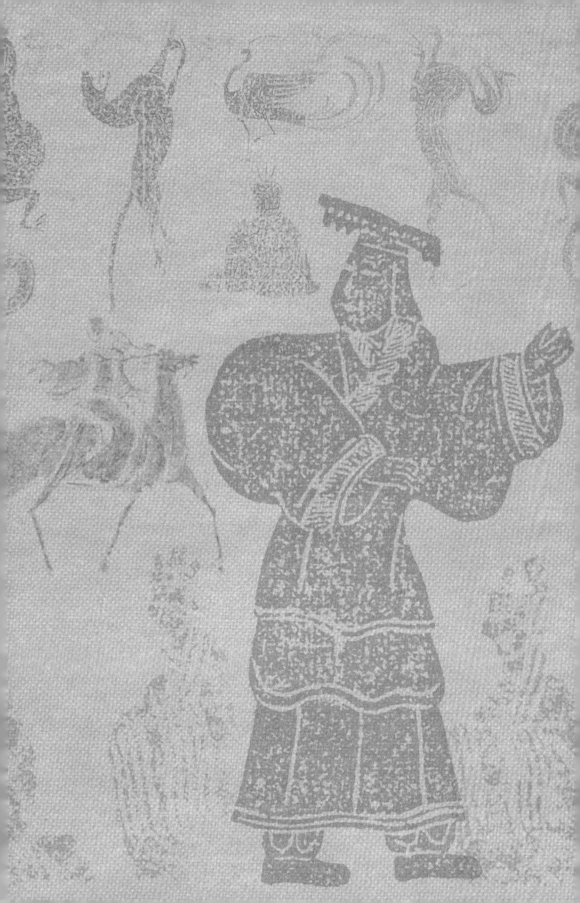

中国古医籍整理丛书

眼 科 集 成

清·陈善堂 著

章红梅 和中浚 校注

中国中医药出版社

·北 京·

图书在版编目（CIP）数据

眼科集成/（清）陈善堂著；章红梅，和中浚校注 . —北京：
中国中医药出版社，2015. 1（2023.11 重印）

（中国古医籍整理丛书）

ISBN 978 - 7 - 5132 - 2151 - 1

Ⅰ.①眼…　Ⅱ.①陈…　②章…　③和…　Ⅲ.①眼病 - 中医
治疗法　Ⅳ.①R276.7

中国版本图书馆 CIP 数据核字（2014）第 274262 号

中国中医药出版社出版

北京经济技术开发区科创十三街 31 号院二区 8 号楼
邮政编码　100176
传真　010 - 64405721
廊坊市祥丰印刷有限公司印刷
各地新华书店经销

开本 710 × 1000　1/16　印张 12　字数 87 千字
2015 年 1 月第 1 版　2023 年 11 月第 3 次印刷
书号　ISBN 978 - 7 - 5132 - 2151 - 1

定价　36. 00 元
网址　www. cptcm. com

服 务 热 线　010 - 64405510
购 书 热 线　010 - 89535836
维 权 打 假　010 - 64405753

微信服务号　zgzyycbs
微商城网址　https：//kdt. im/LIdUGr
官 方 微 博　http：//e. weibo. com/cptcm
天猫旗舰店网址　https：//zgzyycbs. tmall. com

如有印装质量问题请与本社出版部联系（010 - 64405510）
版权专有　侵权必究

国家中医药管理局
中医药古籍保护与利用能力建设项目
组织工作委员会

主 任 委 员 王国强

副 主 任 委 员 王志勇　李大宁

执 行 主 任 委 员 曹洪欣　苏钢强　王国辰　欧阳兵

执行副主任委员 李　昱　武　东　李秀明　张成博

委　　　　员

各省市项目组分管领导和主要专家

（山东省）武继彪　欧阳兵　张成博　贾青顺

（江苏省）吴勉华　周仲瑛　段金廒　胡　烈

（上海市）张怀琼　季　光　严世芸　段逸山

（福建省）阮诗玮　陈立典　李灿东　纪立金

（浙江省）徐伟伟　范永升　柴可群　盛增秀

（陕西省）黄立勋　呼　燕　魏少阳　苏荣彪

（河南省）夏祖昌　刘文第　韩新峰　许敬生

（辽宁省）杨关林　康廷国　石　岩　李德新

（四川省）杨殿兴　梁繁荣　余曙光　张　毅

各项目组负责人

王振国（山东省）　　王旭东（江苏省）　　张如青（上海市）

李灿东（福建省）　　陈勇毅（浙江省）　　焦振廉（陕西省）

蔡永敏（河南省）　　鞠宝兆（辽宁省）　　和中浚（四川省）

项目专家组

顾　问　马继兴　张灿玾　李经纬

组　长　余瀛鳌

成　员　李致忠　钱超尘　段逸山　严世芸　鲁兆麟
　　　　郑金生　林端宜　欧阳兵　高文柱　柳长华
　　　　王振国　王旭东　崔　蒙　严季澜　黄龙祥
　　　　陈勇毅　张志清

项目办公室（组织工作委员会办公室）

主　任　王振国　王思成

副主任　王振宇　刘群峰　陈榕虎　杨振宁　朱毓梅
　　　　刘更生　华中健

成　员　陈丽娜　邱　岳　王　庆　王　鹏　王春燕
　　　　郭瑞华　宋咏梅　周　扬　范　磊　张永泰
　　　　罗海鹰　王　爽　王　捷　贺晓路　熊智波

秘　书　张丰聪

前 言

中医药古籍是传承中华优秀文化的重要载体，也是中医学传承数千年的知识宝库，凝聚着中华民族特有的精神价值、思维方法、生命理论和医疗经验，不仅对于传承中医学术具有重要的历史价值，更是现代中医药科技创新和学术进步的源头和根基。保护和利用好中医药古籍，是弘扬中国优秀传统文化、传承中医学术的必由之路，事关中医药事业发展全局。

1949 年以来，在政府的大力支持和推动下，开展了系统的中医药古籍整理研究。1958 年，国务院科学规划委员会古籍整理出版规划小组在北京成立，负责指导全国的古籍整理出版工作。1982 年，国务院古籍整理出版规划小组召开全国古籍整理出版规划会议，制定了《古籍整理出版规划（1982—1990）》，卫生部先后下达了两批 200 余种中医古籍整理任务，掀起了中医古籍整理研究的新高潮，对中医文化与学术的弘扬、传承和发展，发挥了极其重要的作用，产生了不可估量的深远影响。

2007 年《国务院办公厅关于进一步加强古籍保护工作的意见》明确提出进一步加强古籍整理、出版和研究利用，以及

"保护为主、抢救第一、合理利用、加强管理"的方针。2009年《国务院关于扶持和促进中医药事业发展的若干意见》指出，要"开展中医药古籍普查登记，建立综合信息数据库和珍贵古籍名录，加强整理、出版、研究和利用"。《中医药创新发展规划纲要（2006—2020）》强调继承与创新并重，推动中医药传承与创新发展。

2003~2010年，国家财政多次立项支持中国中医科学院开展针对性中医药古籍抢救保护工作，在中国中医科学院图书馆设立全国唯一的行业古籍保护中心，影印抢救濒危珍本、孤本中医古籍1640余种；整理发布《中国中医古籍总目》；遴选351种孤本收入《中医古籍孤本大全》影印出版；开展了海外中医古籍目录调研和孤本回归工作，收集了11个国家和2个地区137个图书馆的240余种书目，基本摸清流失海外的中医古籍现状，确定国内失传的中医药古籍共有220种，复制出版海外所藏中医药古籍133种。2010年，国家财政部、国家中医药管理局设立"中医药古籍保护与利用能力建设项目"，资助整理400余种中医药古籍，并着眼于加强中医药古籍保护和研究机构建设，培养中医古籍整理研究的后备人才，全面提高中医药古籍保护与利用能力。

在此，国家中医药管理局成立了中医药古籍保护和利用专家组和项目办公室，专家组负责项目指导、咨询、质量把关，项目办公室负责实施过程的统筹协调。专家组成员对古籍整理研究具有丰富的经验，有的专家从事古籍整理研究长达70余年，深知中医药古籍整理研究的重要性、艰巨性与复杂性，履行职责认真务实。专家组从书目确定、版本选择、点校、注释等各方面，为项目实施提供了强有力的专业指导。老一辈专家的学术水平和智慧，是项目成功的重要保证。项目承担单位山东中医药大学、南京中医药大学、上海中医药大学、福建中医药大学、浙江省中医药研究院、陕西省中医药研究院、河南省中医药研究院、辽宁中医药大学、成都中医药大学及所在省市中医药管理部门精心组织，充分发挥区域间互补协作的优势，并得到承担项目出版工作的中国中医药出版社大力配合，全面推进中医药古籍保护与利用网络体系的构建和人才队伍建设，使一批有志于中医学术传承与古籍整理工作的人才凝聚在一起，研究队伍日益壮大，研究水平不断提高。

本着"抢救、保护、发掘、利用"的理念，该项目重点选择近60年未曾出版的重要古医籍，综合考虑所选古籍的保护价值、学术价值和实用价值。400余种中医药古籍涵盖了医经、基础理论、诊法、伤寒金匮、温病、本草、方书、内科、外科、女科、儿科、伤科、眼科、咽喉口齿、针灸推拿、养生、医案医话医论、医史、临证综合等门类，跨越唐、宋、金元、明以迄清末。全部古籍均按照项目办公室组织完成的行业标准《中医古籍整理规范》及《中医药古籍整理细则》进行整理校注，绝大多数中医药古籍是第一次校注出版，一批孤本、稿本、抄本更是首次整理面世。对一些重要学术问题的研究成果，则集中收录于各书的"校注说明"或"校注后记"中。

"既出书又出人"是本项目追求的目标。近年来，中医药古籍整理工作形势严峻，老一辈逐渐退出，新一代普遍存在整理研究古籍的经验不足、专业思想不坚定等问题，使中医古籍整理面临人才流失严重、青黄不接的局面。通过本项目实施，搭建平台，完善机制，培养队伍，提升能力，经过近5年的建设，锻炼了一批优秀人才，老中青三代齐聚一堂，有效地稳定了研究队伍，为中医药古籍整理工作的开展和中医文化与学术的传承提供必备的知识和人才储备。

本项目的实施与《中国古医籍整理丛书》的出版，对于加强中医药古籍文献研究队伍建设、建立古籍研究平台，提高古籍整理水平均具有积极的推动作用，对弘扬我国优秀传统文化，推进中医药继承创新，进一步发挥中医药服务民众的养生保健与防病治病作用将产生深远影响。

第九届、第十届全国人大常委会副委员长许嘉璐先生，国家卫生计生委副主任、国家中医药管理局局长、中华中医药学会会长王国强先生，我国著名医史文献专家、中国中医科学院马继兴先生在百忙之中为丛书作序，我们深表敬意和感谢。

由于参与校注整理工作的人员较多，水平不一，诸多方面尚未臻完善，希望专家、读者不吝赐教。

国家中医药管理局中医药古籍保护与利用能力建设项目办公室
二〇一四年十二月

许 序

"中医"之名立，迄今不逾百年，所以冠以"中"字者，以别于"洋"与"西"也。慎思之，明辨之，斯名之出，无奈耳，或亦时人不甘泯没而特标其犹在之举也。

前此，祖传医术（今世方称为"学"）绵延数千载，救民无数；华夏屡遭时疫，皆仰之以度困厄。中华民族之未如印第安遭染殖民者所携疾病而族灭者，中医之功也。

医兴则国兴，国强则医强。百年运衰，岂但国土肢解，五千年文明亦不得全，非遭泯灭，即蒙冤扭曲。西方医学以其捷便速效，始则为传教之利器，继则以"科学"之冕畅行于中华。中医虽为内外所夹击，斥之为蒙昧，为伪医，然四亿同胞衣食不保，得获西医之益者甚寡，中医犹为人民之所赖。虽然，中国医学日益陵替，乃不可免，势使之然也。呜呼！覆巢之下安有完卵？

嗣后，国家新生，中医旋即得以重振，与西医并举，探寻结合之路。今也，中华诸多文化，自民俗、礼仪、工艺、戏曲、历史、文学，以至伦理、信仰，皆渐复起，中国医学之兴乃属必然。

迄今中医犹为国家医疗系统之辅，城市尤甚。何哉？盖一则西医赖声、光、电技术而于20世纪发展极速，中医则难见其进。二则国人惊羡西医之"立竿见影"，遂以为其事事胜于中医。然西医已自觉将入绝境：其若干医法正负效应相若，甚或负远逾于正；研究医理者，渐知人乃一整体，心、身非如中世纪所认定为二对立物，且人体亦非宇宙之中心，仅为其一小单位，与宇宙万象万物息息相关。认识至此，其已向中国医学之理念"靠拢"矣，虽彼未必知中国医学何如也。唯其不知中国医理何如，纯由其实践而有所悟，益以证中国之认识人体不为伪，亦不为玄虚。然国人知此趋向者，几人？

国医欲再现宋明清高峰，成国中主流医学，则一须继承，一须创新。继承则必深研原典，激清汰浊，复吸纳西医及我藏、蒙、维、回、苗、彝诸民族医术之精华；创新之道，在于今之科技，既用其器，亦参照其道，反思己之医理，审问之，笃行之，深化之，普及之，于普及中认知人体及环境古今之异，以建成当代国医理论。欲达于斯境，或需百年欤？予恐西医既已醒悟，若加力吸收中医精粹，促中医西医深度结合，形成21世纪之新医学，届时"制高点"将在何方？国人于此转折之机，能不忧虑而奋力乎？

予所谓深研之原典，非指一二习见之书、千古权威之作；就医界整体言之，所传所承自应为医籍之全部。盖后世名医所著，乃其秉诸前人所述，总结终生行医用药经验所得，自当已成今世、后世之要籍。

盛世修典，信然。盖典籍得修，方可言传言承。虽前此50余载已启医籍整理、出版之役，惜旋即中辍。阅20载再兴整理、出版之潮，世所罕见之要籍千余部陆续问世，洋洋大观。

今复有"中医药古籍保护与利用能力建设"之工程，集九省市专家，历经五载，董理出版自唐迄清医籍，都400余种，凡中医之基础医理、伤寒、温病及各科诊治、医案医话、推拿本草，俱涵盖之。

噫！璐既知此，能不胜其悦乎？汇集刻印医籍，自古有之，然孰与今世之盛且精也！自今而后，中国医家及患者，得览斯典，当于前人益敬而畏之矣。中华民族之屡经灾难而益蕃，乃至未来之永续，端赖之也，自今以往岂可不后出转精乎？典籍既蜂出矣，余则有望于来者。

谨序。

第九届、十届全国人大常委会副委员长

许嘉璐

二〇一四年冬

王 序

中医学是中华民族在长期生产生活实践中，在与疾病作斗争中逐步形成并不断丰富发展的医学科学，是中国古代科学的瑰宝，为中华民族的繁衍昌盛作出了巨大贡献，对世界文明进步产生了积极影响。时至今日，中医学作为我国医学的特色和重要医药卫生资源，与西医学相互补充、相互促进、协调发展，共同担负着维护和促进人民健康的任务，已成为我国医药卫生事业的重要特征和显著优势。

中医药古籍在存世的中华古籍中占有相当重要的比重，不仅是中医学术传承数千年最为重要的知识载体，也是中医为中华民族繁衍昌盛发挥重要作用的历史见证。中医药典籍不仅承载着中医的学术经验，而且蕴含着中华民族优秀的思想文化，凝聚着中华民族的聪明智慧，是祖先留给我们的宝贵物质财富和精神财富。加强对中医药古籍的保护与利用，既是中医学发展的需要，也是传承中华文化的迫切要求，更是历史赋予我们的责任。

2010 年，国家中医药管理局启动了中医药古籍保护与利用能力建设项目。这既是传承中医药的重要工程，也是弘扬优秀民族文化的重要举措，不仅能够全面推进中医药的有效继承和创新发展，为维护人民健康作出贡献，也能够彰显中华民族的璀璨文化，为实现中华民族伟大复兴的中国梦作出贡献。

相信这项工作一定能造福当今，嘉惠后世，福泽绵长。

国家卫生和计划生育委员会副主任

国家中医药管理局局长

中华中医药学会会长

王国强

二〇一四年十二月

马 序

    新中国成立以来，党和国家高度重视中医药事业发展，重视古籍的保护、整理和研究工作。自1958年始，国务院先后成立了三届古籍整理出版规划小组，分别由齐燕铭、李一氓、匡亚明担任组长，主持制定了《整理和出版古籍十年规划（1962—1972）》《古籍整理出版规划（1982—1990）》《中国古籍整理出版十年规划和"八五"计划（1991—2000）》等，而第三次规划中医药古籍整理即纳入其中。1982年9月，卫生部下发《1982—1990年中医古籍整理出版规划》，1983年1月，中医古籍整理出版办公室正式成立，保证了中医古籍整理出版规划的实施。2002年2月，《国家古籍整理出版"十五"（2001—2005）重点规划》经新闻出版署和全国古籍整理出版规划领导小组批准，颁布实施。其后，又陆续制定了国家古籍整理出版"十一五"和"十二五"重点规划。国家财政多次立项支持中国中医科学院开展针对性中医药古籍抢救保护工作，文化部在中国中医科学院图书馆专门设立全国唯一的行业古籍保护中心，国家先后投入中医药古籍保护专项经费超过3000万元，影印抢救濒危珍、善、孤本中医古籍 1640 余种，开展了海外中医古籍目录调研和孤本回归工作。2010 年，国家财政部、国家中医药管理局安排国家公共卫生专项资金，设立了"中医药古籍保护与利用能力建设项目"，这是继 1982～1986 年第一批、第二批重要中医药古籍整理之后的又一次大规模古籍整理工程，重点整理新中国成立后未曾出版的重要古籍，目标是形成并普及规范的通行本、传世本。

为保证项目的顺利实施，项目组特别成立了专家组，承担咨询和技术指导，以及古籍出版之前的审定工作。专家组中的许多成员虽逾古稀之年，但老骥伏枥，孜孜不倦，不仅对项目进行宏观指导和质量把关，更重要的是通过古籍整理，以老带新，言传身教，培养一批中医药古籍整理研究的后备人才，促进了中医药古籍保护和研究机构建设，全面提升了我国中医药古籍保护与利用能力。

作为项目组顾问之一，我深感中医药古籍保护、抢救与整理工作的重要性和紧迫性，也深知传承中医药古籍整理经验任重而道远。令人欣慰的是，在项目实施过程中，我看到了老中青三代的紧密衔接，看到了大家的坚持和努力，看到了年轻一代的成长。相信中医药古籍整理工作的将来会越来越好，中医药学的发展会越来越好。

欣喜之余，以是为序。

中国中医科学院研究员

马继兴

二〇一四年十二月

校注说明

《眼科集成》成书于清光绪十八年（1892），作者陈善堂系晚清巴渝西城人，立调元药室，擅长眼科。

本书现存版本仅有民国九年（1920）渝城治古堂刻本，藏于重庆市图书馆和中国中医科学院图书馆，品相总体完好，选作校勘底本。鉴于书中不少内容涉及《目经大成》《原机启微》《审视瑶函》，故选《目经大成》清嘉庆二十三年（1818）刻本、《原机启微》明代薛己校补本、《审视瑶函》清康熙六年（1667）刻本等书为参校本。校注中遵循以下原则：

1. 底本目录与正文有出入时，在分析原书结构后，一般依然正文实际内容，调整目录，不出校记。如目录正确而正文有误，则据目录订正正文，并出校记说明。

2. 采用现代标点符号，对原书进行标点。

3. 原书繁体字改为规范简化字。

4. 凡原书脱、衍、误、倒、错等，有本校或他校可据者，据改，据补，或乙正，无据者据文义补正，并加注说明。

5. 原书字词无误而本校或他校资料义胜或有参考意义者，酌情出校。

6. 原书中文字有疑义，无本校或他校资料可据，难定是非者，出校存疑。

7. 原书中的通假字，如属生僻者则出注，格式为"某，通某"；常见者改为本字，不出校，如"全"改作"痊"；"羊"改作"痒"；"贯"改作"罐"。异体字生僻者，出校予以注明，以资识别；凡原书中异体字常见者，径改为正体，不出校，如

"畧"改作"略","陀"改作"佗","蠏"改作"蟹","俻"改作"备"。凡原书中俗体常见者，径改为正体，不出校，如"効"改作"效"，"茋"改作"芪"。凡原书中古字常见者，径改为今字，不出校，如"瞳人"改作"瞳仁"。

8. 原书中药名同音字常见者及不规范的异体字，径改为通用字，以便阅读。中药别名，出注说明。

9. 原书中字词疑难或生疏者，予以简注。

10. 原书中凡有模糊不清难以辨认者，则以虚阙号"□"按字数一一补入。

11. 原书中目录中"新刻眼科集成上卷"统改为"卷上"。

新刻眼科集成纪实

济世之道，莫先于医。范文正公①云："不为良相，当为良医。"诚以良相能医国，良医可活人。事殊大小，皆属燮理阴阳，保生康乐也。巴渝西城里土主场侧右五里许，昔年有陈公，字善堂，天性真诚，本儒生兼医士，学宗孔孟，术究轩岐。家居外，自立调元药室，于眼目一科，更加细心考核，慎思窍妙，明辨精微，采先哲各论之明言，采前人未发之隐义。审情认症，按症立方，分类见其周详，合盘知其惬洽。婆心益世，公道济人，乡里信为专门。日时乐行善道，未甘厌倦，辛苦裁②培。

公喆嗣二：长嗣榜名炳昌，字图南，初试文场冠军，强台③未上；次嗣业儒，字辅之。俱笃承父志，亲接心传，方便积功，遵行厚德。公年近六旬仙游，孙鼎三先生，祖述德业，家学渊源，仍守孝友，古风不吝，润沾今雨，令闻宜昭，广誉符称，三世良医也。

予因患疾，延先生调治，言及先曾祖留遗《眼科集成》底稿，请出公世。先生欣然允诺，越日，送交予手。爰募赀刻印，推广流通。一不负良工之苦心，一以慰同人之甘愿。俾习其业者大有裨益，遇斯疾者能自得师，庶僻壤穷乡，不致叹无方可

---

① 范文正公：北宋范仲淹。

② 裁：通"栽"。培育。

③ 强台：亦作"荆台"，又叫"章华台"，楚灵王所造，在今湖北监利县西北。此处意指未能在科举上有更大作为。

治，厥疾弗瘳①矣。共跻仁寿②之域，可不谓生人之大幸事耶。爰走笔③以纪其实。

民国八年己未岁秋九月

孙程远恭纪

---

① 瘳（chōu 抽）：病愈。
② 仁寿：谓有仁德而长寿，也泛指长寿。语出《论语·雍也》："知者动，仁者静，知者乐，仁者寿。"
③ 走笔：谓挥毫疾书。

医林引正救弊浅说

盘古氏天地初开，人心浑噩，长乐天年，何有病患？自粒食兴而耕原种火，草木尝而药性知灵。神农轩岐，因经治病；秦时和缓，酌理准情。张仲景医圣特称，开统宗于万世；孙思邈药王封号，著妙术于《千金》。叔和《难经》，为乾坤而一撰；御制《医鉴》，分内外之两科。大病春温，非无《条辨》；小儿痘麻，别有方传。

历来代有成书，高逾充栋。不惟无力，购取更难。着意遍观，载籍实繁。立言各当，撮其大要，不越男女、阴阳、虚实、表里、风寒、暑湿诸大端，为医家之津梁，实学人之根柢。浅者见浅，深者见深。古人真气恒凝，一灵独运；后世元阳剥丧，万病丛生。厚薄清浊之不同，大小强弱而各异。饮食醉饱过度，喜怒哀乐失常。每日起居，冒寒暑灾祲①之不正；平时出入，感造化生成之有偏。亦有受病传经，本轻转觉沉重；未知舍脉从症，似寒却乃是温。男女本自各殊，阴阳不可偏胜。或实或虚明辨，在表在里细分。风寒乃症之自起，暑湿亦症所由生。见解失真，理境未到，心中不敏，指下何灵。

医不执方，病今由于泥古；春生着手，审脉自可知情。望闻问切四诊，斯理固难缺一；浮沉迟数诸脉，其意未可混同。近年来，六疾由于六淫，五运六气当辨；百骸易生百病，七情

---

① 祲：常指妖气，不祥之气。

六欲宜清。瘟瘝①疫痢以流行，暴戾殀扎②之忽作。天留缺陷，待补救之有人；运值衰残，望转移之多术。古人立说著书，功播当时，法传后代。望解人其可索，好济世以常行。责任匪轻，功德不小，岂区区③为身家衣食生活计耶？人受中气以生，天能生而不能养，地能载而不能保。人若知甘脆肥脓为伐性之斧，酒色财气乃促命之根，节饮食不扰淡定之天，少嗜欲毋累清明之体，至养至保，病从何生。古所谓善治病者，治已病不如治未病也，盖有自然之理存焉。然医何以称为儒也，通三才之谓儒。儒者，从人，从需，需人也。非需拘执鲜通之人，实需灵明妙化之人也，故曰儒医。医学不止一科，精一科自得成名，较之不学无术、一无所长者，高出庸流万倍也。其在大邑通都，高明不少。致于穷乡僻壤，昏昧难言。粗知药味，熟记汤头，请求脉诀，擅主病方。以讹传讹，致误后学；将错就错，莫盖前愆④。既以养人者害人，何嫌知我而罪我。不惜语伤忠厚，特为力救衰颓。必也求讲古书，多阅医案，深知脉理，妙用时方，以利世而利人，自寿民而寿国。官药治病，斯世皆同；金针拨云，其人未见。

　　吾研究有年，应酬少日，得阅陈公善堂《眼科集成》二卷，细心参考，着意思维。采先哲之明言，集前贤之确论，凭脉认症，按症立方。钦其自志专求，益广分类，晰立法良，不泛滥以支离，悉精微而极尽。有谓旁搜博引，非出心裁；不知广益集思，独饶精卓。不比方书杂沓，依定法以凑成；愈仰理学圆

① 瘝（huáng 黄）：瘟疫。
② 殀扎：犹夭折。扎，通"札"。
③ 区区：局限，拘泥。
④ 愆（qiān 牵）：过失，失误。

通，养灵机之活泼。得未曾有，专科家学渊源；知不难明，三世医门标准。大方家才广心虚，或加欣赏；聪明士理明书熟，谅亦赞扬。学人当起瞆^①发矇，病者亦高瞻远瞩。双明穷千里之光，一览觉众山之小。行仁术者，细阅此书，行法而不泥于法，用方而不拘于方，不徒增益其淹贯洪通，更任随其神明变化也。谓之有幸，谁曰非宜，固不可不传。

培元子辅仁氏浅说于古渝州客次

---

① 瞆（guì 贵）：本指盲人，此引申指学习者对眼科知识不明白或不清楚的人。

采集小序

古人论眼目之症有四十七症，有七十二症，有一百零八症，又有一百八十症，症多方多，难以枚举。兹特采其独治之法、兼治之法、因治之法，外障内障诸症，以及名家确论，先贤治方，逐一分明，彼此提出。症有未详也，详于论；论有未详也，详于方。以便学者分轮认症，按症立方，不拘于成法，亦不离乎成法。神而明之，变而通之，运用之妙，惟在临症时之剪裁焉。如此以为治，庶几于眼科一道，斯得而入其门矣。

光绪十八年壬辰岁蒲月①
善堂氏序于调元药室

---

① 蒲月：指农历五月。旧俗端午节，悬菖蒲艾叶等于门首，用以辟邪。因称五月为"蒲月"。

目 录

卷上

十 二 经

足太阳膀胱，手少阴心经，足阳明胃经，手太阴肺经，足少阳胆经，手厥阴命门，足太阴脾经，手少阳三焦，足厥阴肝经，手太阳小肠，足少阴肾经，手阳明大肠。

五轮定位论

大眦小眦属心，为血轮，于五行属火。如治血轮之病，当以心经之药为君，小肠之药为佐。黑珠属肝，为风轮，于五行属木。如治风轮之病，当以肝经之药为君，胆经之药为佐。白珠属肺，为气轮，于五行属金。如治气轮之病，当以肺经之药为君，大肠之药为佐。瞳仁属肾，为水轮，于五行属水。如治水轮之病，当以肾经之药为君，膀胱之药为佐。上胞下胞属脾胃，为肉轮，于五行属土。如治肉轮之病，当以脾经之药为君，胃经之药为佐。

八廓定位论

张盖先曰：先贤论八廓之位，纷纷不一，难以为主。吾谓八廓者，由五轮推出而言之也。大眼角为血轮，属心与小肠，主上行下济，阴敛阳舒，名曰胞阳廓。于卦为离，离为火，又名曰火廓。如大眼角赤红、胬①肉突起、血筋直长、便黄塞滞

---

① 胬：突出。

等症，毒热溢于小肠之廓也，法当泻心经与小肠之毒热。小眼角亦为血轮，属胞络与膀胱，主关注精气，万物化生，名曰关泉廓。于卦为兑，兑为泽，又名曰泽廓。如小眼角刺痛、红丝直长、肿胀黑红、小便黄赤等症，毒热塞于膀胱之廓也，法当泻膀胱与胞络之毒热。白珠为气轮，属肺与大肠，主上运清纯，下输糟粕，名曰传送廓。于卦属乾，乾为天，又名曰天廓。如红赤肿痛、白睛泛起、壅肿红肉、便结云生等症，毒热浸于大肠之廓也，法当泻肺经与大肠之毒热。黑珠为风轮，属肝与胆，主鼓发生机，清净无为，名曰清净廓。于卦属震，震为雷，又名曰雷廓。如乌轮胀痛、突起疮疡、翳生云起、口苦泪热等症，风热胜于胆腑之廓也，法当泻肝经与胆腑之风热。瞳仁为水轮，属肾与命门，主水之化源，以输津液，名曰会阴廓。于卦属坎，坎为水，又名曰水廓。如视短羞明、黑夜见光、黑白雾障、冷泪时流等症，病源在于命门之廓也，法当合肾与命门而审其是虚是邪。瞳神外圈为金井，亦属水轮，又属肝膈与胆络，主藏血化生，融和内照，名曰养化廓。于卦属巽，巽为风，又名曰风廓。如圈黄神浊、或缺或散、或大或小、或白或乌等症，风热乘于胆络之廓也，法当合肝膈与胆络而补之清之。上胞为肉轮，原属脾，亦属肾。何以属肾，肾火生脾土故也。主纲缊化纯，分运百脉，名曰资生廓。于卦属艮，艮为山，又名曰山廓。如胞肿睑①合、弦帷赤烂、结核黑红、生疮流黄水等症，温热积于中焦，而肾之邪火助之也，法当合脾与肾而泻之利之。下胞亦为肉轮，原属胃，亦属心。何以属心，心火生胃土故也。

---

① 睑：眼睑。南朝梁武帝《代苏属国妇诗》："帛上看未终，睑下泪如丝。"下同。

主消纳五谷，保和元气，名曰水谷廓。于卦为坤，坤为地，又名曰地廓。如下胞肿硬、疮疡赤烂、或流黄水、或生燥热等症，湿毒停于上脘，而心之邪火乘之也，法当合胃与心而解之清之。

逐年五运流行论

天干：甲乙丙丁戊己庚辛壬癸，以天干论。

乙庚之年为金运，乙庚化金故也。金宜清，不宜燥，宜平剂以清之。

丁壬之年为木运，丁壬化木故也。木恶寒，亦怕燥，宜和剂以平之。

丙辛之年为水运，丙辛化水故也。水欲暖，寒则凝，宜热剂以温之。

戊癸之年为火运，戊癸化火故也。火宜寒，不宜热，宜凉剂以解之。

甲己之年为土运，甲己化土故也。土爱暖，不宜寒，宜温剂以和之。

逐年六气流行论

地支：子丑寅卯辰巳午未申酉戌①亥，以地支论。

子午之年：少阴君火司天，主在上半年用药，宜清之；阳明燥金在泉，主在下半年用药，亦宜清之。

卯酉之年：阳明燥金司天，主在上半年用药，宜清之；少阴君火在泉，主在下半年用药，亦宜清之。

辰戌之年：太阳寒水司天，主在上半年用药，宜温之；太

① 戌：原作"戍"，形近而误，下同。

阴湿土在泉，主在下半年用药，亦宜温之。

丑未之年：太阴湿土司天，主在上半年用药，宜温之；太阳寒水在泉，主在下半年用药，亦宜温之。

寅申之年：少阳相火司天，主在上半年用药，宜凉以和之；厥阴风木在泉，主在下半年用药，亦宜凉以和之。

巳亥之年：厥阴风木司天，主在上半年用药，宜凉以和之；少阳相火在泉，主在下半年用药，亦宜凉以和之。

逐月六气流行论

四时者，春夏秋冬也。五运者，金木水火土也。六气者，风寒暑湿燥火也。每年初之气，自头年大寒节起，至今年惊蛰节止，为厥阴风木用事。

二之气，自二月春分节起，至立夏节止，为少阴君火用事。

三之气，自四月小满节起，至小暑节止，为少阳相火用事。

四之气，自六月大暑节起，至白露节止，为太阴湿土用事。

五之气，自八月秋分节起，至立冬节止，为阳明燥金用事。

六之气，自十月小雪节起，至小寒节止，为太阳寒水用事。

春温夏热，秋凉冬寒，四时合而六气调，则人不受病。如愆，则为灾矣，灾则人病多矣。

张盖先曰："五运六气者，天地之气化也。人处乎中，窃恐染其戾气。习医者固不可不为之熟计，亦不可尽为之拘执也，惟在学者善悟之耳。"

采傅仁宇火眼论

傅仁宇曰：目不因火则不病。何以言之，气轮变赤，心火乘肺也。肉轮赤肿，心火乘脾也。黑珠瞳神生翳，心火乘肝与肾也。赤脉直贯乌珠，心火益炽也。《内经》云：风①胜则痛，热②胜则肿。肿而兼痛者，风热之所致也。凡火眼红丝满目，肿痛畏明，热泪交作，皆风火使然耳。然治火之法不一，除风可以退火，散寒可以退火，苦寒可以退火，甘寒可以退火，凉血可以退火，滋阴可以退火。至于以火攻火之法，只可用于浮游之火，可以一激而散。若是实火，岂不是火上添油乎？在医者临症斟酌，量人禀受之强弱，年力之盛衰，受病之深浅，年月之远近，毋使太过不及，当于意中消息之。初起治法，大约不外驱风散寒，清热疏气之品。至于虚弱年老者，又宜用活血之味以佐之。不轻用补气者，以气有余便是火，补气恐助邪火为虐也。

论中治火之法，最是精细。不独眼科为然，诸症之火，皆宜遵守斯论治之，可谓善矣。

采古人火眼论

黄庭镜曰：赤肿畏明，心脾之火盛也。痒痛热泪，肝胆之火与风也。如但畏明与眵泪，又为血燥而热伏也。大凡目病火眼，先因风寒从肝窍而入，次则引各经之毒热俱至，治法宜认定何轮之毒，重者为主，而兼以逐各经之毒佐之。

龙木禅师曰：肝木主风，肝开窍于目，目位最高。凡病火眼者，皆风为之引也。风动则火烈，风火交煽，而目病益甚矣。

周生之曰：左赤伤右者，肝经之风火所致也。右赤伤左者，肺经之风火所致也。又曰：眼目者，五脏六腑之精华所结而成

---

① 风：原作"热"，据《素问·阴阳应象大论》改。
② 热：原作"风"，据《素问·阴阳应象大论》改。

也。人感六淫七情之气，郁结不散，上攻于目，各随五脏六腑之所属而见。治之者须按五轮而审八廓，参以五运六气，风寒则散之，风热则清之，气郁则疏之。又当量人之老少，体之虚实而施治之，则善于治矣。

此言治火宜先治风，因肝为风木之脏，目乃肝窍，位置最高，引风甚易，风火交煽，其势愈炽，故治必先定风，而火自熄矣。

采古人云翳论

傅仁宇曰：翳犹疮也，生在风轮，其毒在肝，而其因则在肺经，宜用泻肝之药为君，泻肺之药为臣，发散退翳之药为使。切不可用热药以散之，如用热药，是以火济火也，岂是良法？亦有用热药而侥幸散去者，必是浮游无根之火，可以一激而散。如属燥热之火，一用热药，必然云翳益大而且厚。如云翳红丝，日久未能散净，恐气血凝滞，又可用雄片、生姜，以温散而反佐之。

周云林曰：眼目生云翳者，乃风火毒气之所结也。生血丝者，亦风火毒气之所致也。盖云翳为血丝之苗，血丝为云翳之根，欲退云翳血丝，必然发散清热之药，下气破血之药，加以拨云退翳之药以治之，方为尽善。此起初治法也。如久，又必兼以养血活血、清气化痰之药治之为妙。如徒用拨云翳之药，云翳决不能散。

王锡鑫①曰：翳如珍珠、如碎米者，易散；翳如梅花片、磁瓦色者，难消。治法先宜清散肝肺之毒，次则调和气血之滞，

---

① 鑫：原作"金"。王锡鑫，晚清万州医家，著有《光明眼科》《日月眼科》《眼科切要》等医著。

加以退翳拨云之药，坚心治之，自然翳散而云开矣。

马化龙曰：凡治眼目之症者，如能略见灯火人影，或日月光者，可治。如不见灯火人影、日月光者，难为医治矣。如涉虚症，当以坪归、地黄、川芎之类，润之行之，自然血活而云翳散矣。《内经》云：肾恶燥，肝好润，肺好润，切不可用热药以退翳。如属阳虚之体，亦可用热药，以反佐而行药力。在医者临症而权变之，不可弃热药而一概不用矣。

此言云翳血丝，如根苗相连，皆属风火毒气所致，治宜清热破血、拨云退翳、养血活血、清气化痰等法为上。如纯用热剂，虽愈，亦属侥幸，学者宜深思之。如属阳虚之体，亦可用热药，以反佐而行药力。既云反佐而行药力，则知非纯用热剂，更宜深思之。

采用药论

王锡鑫曰：眼科用补药，宜清和之品，滋润之品，不可过用甘温以助其火，助火则邪气留连矣。用泻药，宜发散之品，清凉之品，不可过用苦寒以凝其血，血凝则目窍塞矣。

此言补泻之要诀，补宜清和，不宜甘温；泻宜凉散，不宜苦寒。

采古人治云翳胬肉论

张盖先曰：云翳胬肉之生也，皆由风火痰气所结而成。如在一年之内者有进有退，有红有泪，发歇无定，治法宜照心肝肺三经用药，加以熏点外治之法，其云翳必然大者渐小，小者自散矣；厚者渐薄，薄者渐消矣。如在一年之外者无进无退，不红不痛，邪气坚定，难为治矣。如红丝净尽，翳色嫩白而未至光滑者，内可用当归、川芎以活其血，雄片、吴萸以行其气，麻黄、桂枝以散之，川甲、人蜕以攻之；外可用猛烈之药以点之，熏散之药以攻之。如此治之而不退者，是为痼疾，而药力无可如何也。至于胬肉，宜照心脾二经用药，而以拨邪之品佐之，加以外治，即形如油皮、形如枣花，自然渐消而渐散矣。

此言内外兼治法。

采古人钩割针烙论

王氏、周氏曰：其法始自汉时华佗仙师，今人亦效之，徒使人痛楚，至于坏事。方书所载，明言此法必须亲口传授，方可行之，非看书所能效法也。然今之得此术者，亦有其人，但飘飘然有神仙之度，非嗜利之小人所能得此神术也。仔细思之，与其听无根之术，受其痛楚，不若耐心医治，为之美善也。以致钩割等法，概未选录，以免误人之意。

钩割针烙，仆亦见过，实是痛苦难当，而奏效毫无。果如论中所言，非仙人不得有神术也，信乎。

采古人眼目论

傅氏曰：医门有一十三科，惟①眼科最难。人身之五官百骸，惟眼目最重。

黄氏曰：人无眼目，则一物无所见，一步不可行。纵有能为，无从展布；即有才干，无自施行。

邓氏曰：眼目不明，盲子夜行。又曰：眼目不明，是为废

---

① 惟：原作"为"，据《审视瑶函》卷一《内外二障论》改。

人。又曰：眼目为人生之至宝，不信然哉。世人之忽而不治，及治而不专者，亦未知眼目之所关系为甚大矣。故特录之，以为警戒。

此言目之为贵，病宜即治，治宜在专。

采眼目神膏、神水、神光、真血、真气、真精论。

神膏者，目内涵护瞳仁之脂膏也。神水者，即先天真一之气所化，目上润泽之精，所以养膏也。神光者，原于命门，而通于胆，发于心，火之用事也。真血者，即天一所生之水，升运肝中，滋养瞳仁，非肌肉中之血，故谓真血也。真气者，即目之经络中往来运行之气，即先天真一发生之元阳也，故谓之真气也。真精者，乃先天、后天元气所化之精汁，起于肾，施于胆，而后及于瞳神也，故谓之真精也。一有昏暗等症，非元阴元阳衰败，即是浊痰邪气为之阻滞光明也，治之者当细审之。

此神真二字，是一种特质，非泛泛可比，故治之者当细审之。

节录眼目十五论

其　　一

火眼之症，皆因脏腑毒热循经络而上头，一遇风寒所触，而后发见于眼目。如用热药以治之，是如火益热也。治必先以发散为主，兼以清热佐之。然热有风热、气热、火热、实热、湿热、虚热之不同。风热，则用驱风之药以散之；气热，则用破气之药以抑之；火热，则用败火之药以灭之；湿热，则用除湿之药以利之；实热，则用苦寒之药以下之；虚热，则用补血之药以退之。此皆前人立法之规，医者宜细审之。

此言火眼虽是风寒，亦属热症，不得用热药治之以益火，当以发散治之，兼清热。然于热中，又当分其兼症治之，方不离前人规矩。

二　论

治火眼之法，有先后次第之不同。当其热泪交作、痛痒时起、云翳未生、血丝未满之时，宜解利三焦之火毒，从大小便而出，使火有去路，不至上攻于目，则病除矣。如有表症，又当合表里而两解之，使邪气毒热一从外散，一从内解，如菊花通圣散之类是也。如云翳已生，血丝已满，开手遽用苦寒以下之，则热血冰注，阻滞经络①，云翳血丝返②不易退。治法宜用除风散热之药，以清其上。如表症未净，里症又急，仍用菊花通圣散，再加散翳、散血、破气之药，合上中下而治之。如火，则当审其虚实，或活血，或养血，或扶胃，或固脾，酌用发散退云、清火调气之味治之，则善于治矣。

此言逐邪先寻去路，或从汗解，或从下除，或内外兼治而两解之，免使热血冰注，凝结经络，则云翳血丝自然易退。

三　论

新久云翳，如红丝未净，其色红白，其形浮厚者，可攻可散；如红丝已净，翳如磁瓦色，形如李花片者，难以攻散。又有痘麻过后，火眼过后，红丝已净，眵泪已无，而黑珠之上微有薄薄云障，带淡白色者，此为冷翳，最不易治。如过一年之

---

① 络：原作"路"，据下文"免使热血冰注，凝结经络"改。

② 返：通"反"，反而。

后者，不可治也。如未过一年者，治宜用当归补血汤，加桂附、川甲以攻之。

此言新旧久暂之可治不可治，然治亦当补血兼攻。

四　论

久患眼疾，新患眼疾，所当忌食之物。新患眼疾，宜忌鸡羊鹅虾等味，以及酒醋一切煎炒厚味之类；如不忌口，恐助邪为虐，而不能除病之根也。久患眼疾，宜忌寒冷之味，寒凉之药；如不忌之，恐伤胃气之阳，而不能运药上行也。

此言新病忌辛温之物，久病忌寒凉之品，方不致阻滞药力也。

五　论

审看眼中瞳仁。瞳仁开大者，忌用均姜、雄片、肉桂，以及一切味辛性热之物，宜用滋阴之品，加入枣皮、北味之酸，以收神光。瞳仁紧细者，忌用枣皮、北味、乌梅，以及一切味酸性寒之药，宜用壮水之品，加入均姜、肉桂、北辛，以开神光。盖瞳神之外一圈为金井，金井者乃肝胆之津液所结而成，大则神光外走，小则神光内蔽矣。如金井现黄白，或现宽大，或现缺陷者，皆内障之根也，宜照内障病治之。

瞳仁开大，忌辛温，宜用知柏地黄汤，加酸收之药，以收缩之。瞳仁紧细，忌酸寒，宜用桂附地黄汤，加辛散之药，以开放之。

六　论

分辨眼中红丝。淡红浅红者毒轻，纯红深红者毒重，黑红黄红者毒更重。红丝细小者毒轻,红丝粗长者毒重,红丝起绞者毒更重。白珠红如猪肺,或起鱼子者,毒更重。黑珠红如血贯,或有红丝者,毒亦重。眼角红肉胬起,或胬出者,皆心经毒热之所致也。

此言色之深浅,形之粗细,辨病之轻重,使医者不致忽略,陷入不治之症。

七　论

治眼目之疾,慎用补肾之药。今人一遇眼精之病,皆曰眼精眼精,宜补肾精。殊不知肾乃肝之母,补肾则生肝气,而助火上升。肝气上冲,则云翳转生,而红丝亦固结而难退矣。

此言治病当分经论症,不拘执一说,贻误病者。

八　论

眼见五色花飞,原于肾水不足,各脏之邪火与肾经之水火搏激所致也。见黄色者,土之邪火浸也。见白色者,肺之邪火浸也。见红色者,心之邪火浸也。见青蓝与绿者,肝胆之邪火浸也。见黑色者,肾之水火飞越于外也。如水照物,各有其形,治法宜用固本清源汤治之。

生地五钱,广元参八钱,粉丹三钱,玉竹五钱,元精石五钱打面,兑服,黑豆一把为引。如见黄色,则加苡仁、云苓,以利脾土之湿热。如见白色,则加寸冬、天冬,以清肺金之燥热。如见赤色,则加朱砂、琥珀,以镇心火之邪热。如见青蓝与绿色,则加当归、白芍、内仁、浙贝,以养肝胆而除虚热。如见黑色,则当审其虚实寒热,而加味以治之。不可一概用补,而塞其通明之孔窍也。

此言五色属五脏，当分明治之，不可一概用补，而塞通明之窍。

九　　论

内障初起，不红不肿，不痛不痒，时而清明，时而昏暗，最难辨认，惟看其气色，可以知其大略。如黑珠之色，或黄或白，或紫或蓝，此即内障之根也。如金井一圈，或黄或白，或宽或缺，亦为内障之根也。又如瞳仁之面，或大或小，或扁或长，或隐隐不见，或黑黑无光，此亦为内障之根也。又有眼角左右，白珠上下，或现一二条粗红之丝，对乌珠而直射之，此亦为内障之根。如此等形，因于痰郁、气滞、血燥、风生者多，因于水虚火衰、精竭神劳者少。治此症者，须量其老少虚实，境遇如何，或攻或补，或攻补兼施，而斟酌于内障诸方，加减以治之，庶几可谓尽心矣。

此言内障初起之认法也。其最要紧处在老少虚实，境遇如何耳。

十　　论

内外翳障，如在眼珠之外者，内服药以散之，外点药以薄之。如在眼珠之内者，内用药以攻发之，外用药以熏冲之。如历年未久，翳膜尚嫩，日夜之间略能见日光灯火者，可治稍明。如历年已久，翳膜深厚，日夜之间全不见日光灯火者，难治也。惟有金针拨法，能使云开雾散，可以顷刻复明。但精此法者，半是天上人也。病目者，勿轻为嗜利粗工所误①。

---

① 误：原作"悮"。耽误；妨害。

此言内外兼治法，及金针钩割法。

十 一 论

火眼退时，黑珠白珠之上如有窝陷之痕迹，大小不一，此乃毒退之形。切不可作虚论，而以补剂投之；当待其火眼愈后，用和剂以复之，则善矣。

此言火眼退时之形状，不可作虚论。仆以为退后久不复原，则当治虚矣。

十 二 论

五脏相生相克，相生则无病，相克则有病。何为相生？脾土生肺金，肺金生肾水，肾水生肝木，肝木生心火，心火生脾土，生生不已，乃得长生。何为相克？心火克肺金，肺金克肝木，肝木克脾土，脾土克肾水，肾水克心火，克克不已，百病俱生。治病者须明生克之理，则用药有主，自然药到病除。故治目者亦当按五轮之生克而治之。如血轮一病，则知火起于心也。气轮一病，则知心火克肺金也。风轮一病，则知肺金克肝木也。肝木一病，则水轮不得肝血以养，子不能令母寔①故也，而瞳仁为之昏昧矣。且肝木受克，则木必横肆而克脾土矣。脾土一病，则眼胞上下，变症生焉。专是科者贵明生克之理，验症以立方，立方以治症也。

五行生克，五脏症治，百病皆然，岂独眼科哉？

十 三 论

眼症犹疮症，疮症有大小久暂之分，眼症亦有大小久暂之

---

① 寔：同"实"，盛也。

分。症之小者，毒之轻也，用一剂二剂，足以治之。症之大者，毒之重也，必重剂多剂，方可治之。症之起于暂者，可以计日见效。症之起于久者，多以日月成功。专此道者，宜先为之告明，然后按五轮察虚实而治之，庶几得展其长矣。

此言眼症犹疮症，病有大小，治分速迟，非可计日能愈，须治者与受治者有耐心焉。

十 四 论

眼见红旗飞者，名曰插雷标，宜劝其通文悔罪，祈求赦宥，则红旗自消矣。如眼见黑旗飞者，此为记恶犯，宜劝其回心向善，兼以服药，则黑旗自消矣。又如触犯神杀土物之类，皆宜洒动忏悔，兼之服药，以解其灾，否则缠绵难愈。习此术者，不可不知也。

其插雷标、记恶犯之说，世人多以为妄。先严小山君曾经治好数人，皆如论中说法，兹特志以为证。

十 五 论

治火眼之法，其因有四。一因风寒所触而发者，症必见头晕、头痛、怕冷、作寒，治当用羌活、麻黄、杏仁、石膏、柴胡、前胡、荆芥、防风、苏荷、粉葛、枳壳之类，以散风寒之毒。二因风热所感而发者，症必现头热、头胀、口渴、便黄，治当用羌活、防风、荆芥、苏荷、柴胡、前胡、大黄、黄芩、胆草、滑石、连翘、银花之类，以解风热之毒。三因气郁血凝所蕴而致者，症必现胸前结胀，血丝纵横，治当用桔梗、枳壳、姜黄、青皮、郁金、归尾、赤芍、桃仁、红花、蒲黄之类，以解气郁血凝之毒。四因火炎血壅所积而发者，症必现四围血肉，壅盖黑珠，治当用黄芩、黄连、大黄、芒硝、枳实、厚朴、三苓、文术之类，以解火炎血壅之毒。如症候四因皆有，则当减裁药品以治之，庶几得其治法矣。

眼症四因，是为要着①，自当分类施治。如遇兼症，必择其重者先治之，不必一定兼治。

外障总论

张盖先曰：外障之症，先起红丝，次如沙塞，或肿胀，或痛痒，或生眵泪，或流热泪，或生云翳，或起胬肉，或赤丝贯珠，或白膜犯睛，或起红缕鱼子，或起红肉白障。又如蟹眼虾眼，生于黑白珠上，疼痛不已。椒疮粟疮，生于眼胞上下，大小不一，以及眼弦赤烂。眼瘤、眼瘀、眼漏、眼血等症，皆属外障。障者遮也，在外有形可验也。大凡外障之症，初起时先有红丝现于血轮之上，然后由血轮而及气轮，由气轮而及风轮，甚则连水轮、肉轮而并及之也。盖红丝为云翳之根，云翳为红丝之苗。欲退云翳，先散红丝；欲散红丝，先治风火；不散风火，红丝决不能退。散尽红丝，云翳又不易退，必要红丝云翳一齐退去，方为妙手。如拖延日月，或经庸手治坏，又当看云翳之浮沉，红丝之多少，老幼之虚实，气血之盛衰，照揭障丹加减调治，以日月计之，庶重者轻，轻者愈也。如毒气冲破神水，虽华佗复生，亦难为治矣。此乃外障之大略也。王子仙曰：治法总宜分轮认症，按症立方。今将先贤治外障方论，采集于下。

此言外障之形势，初起时必认明病在何轮，即知属于何脏。

① 着：通"著"。

按病施治，方为妙手。

天行火眼症

傅仁宇曰：天行火眼，乃时气亢和，燥火邪风之所致也。其症目赤头重，怕日羞明，涕泪交作。一家一里之中，往往老幼相传。人或素有目疾，及痰火重、本源虚者，多染此症，如不服药治之，必不能愈。如正气实，本源清，则邪不能胜正。有五日而愈者，五日为一候之气，而客邪自去矣。亦有七日而愈者，盖火数七，七日而邪火自退矣。如七日不愈，而至二七日者，乃再传也。如二七不退，必其感邪甚深，或兼触犯所至，慎勿轻视。初起宜用荆防败毒散，或九味羌活汤，加味治之。

天行即时疫也，因气所感而成，故病者皆同一症，以荆防败毒散、九味羌活汤主之为宜。然其加味中之清导猛烈品过重，如葶苈、牵牛之类，慎勿轻用。

荆防败毒散 治天行火眼。

荆芥六钱　防风四钱　羌活四钱　柴胡三钱　枳壳六钱，童便炒
桔梗三钱　泡参三钱　川芎二钱　前胡四钱　甘草二钱

张子仙曰：如寒重，加麻黄、藁本。如胀痛，加葶苈、杏仁。如风热，加大黄、黄芩、栀子、连翘、滑石、木通之类，引上中之风热下行。如有气滞，加厚朴、枳实、青皮、槟榔之类以导之。如有云翳，少加木贼、刺藜、虫蜕、谷精草之类以散之。如虚人老人，重用泡参，倍加生地六钱。

九味羌活汤 治天行火眼。

羌活六钱、防风六钱、白芷四钱、川芎三钱、北辛二钱、苍术二钱，生地四钱、六钱，黄芩四钱、八钱，甘草二钱，加柴胡四钱。

张子仙曰：寒重者，羌活为君，北辛佐之。风重者，防风为君，白芷佐之。热重者，黄芩为君，再加大黄、黄连、石膏、胆草、栀子之类，以导之下行。如气血两滞，加三棱、文术、郁金、蒲黄、枳实、槟榔、牵牛子、礞石之类，且攻而且导之。如虚弱年老者，勿用此等烈药。

暴发火眼症

《内经》云："肝开窍于目。"又曰：心脉连于目系，脾脉通于目系。三焦胆腑之脉，终于目外小眦。风寒燥火，蕴蓄于中。先从肝窍，次由心脾、胆腑与三焦之窍，上攻于目，而目疾作焉。

王子仙曰：肝胆、心脾、三焦，皆有孔窍以通于目，皆有白膜以蔽其窍，不使风寒燥火上攻于目，而扰其清纯之气。目疾之暴发也，由寒束风壮，冲破白膜之所致也。

黄庭镜曰：目赤者，风火伤于血也。赤而兼肿者，风火伤于血而及于气。赤肿而兼痛者，风火攻注，血凝气滞使然也。

傅仁宇曰：赤脉[1]从上而下者，太阳病；从下而上者，阳明病；从外小眦而入者，少阳病；从内大眦而入者，少阴病。

张盖先曰：暴发火眼，初起宜用羌活胜风汤、麻杏甘石汤、菊花通圣散加味治之。暴发者，谓突然而起也。苟非脏腑积热因风邪煽动，不如是之速。所立三方虽觉平淡，其后加味，反增猛烈之剂，是恐其邪毒散蔓，难于收拾也。

羌活胜风汤 治暴发火眼。

羌活四钱　独活四钱　柴胡三钱　前胡四钱　白芷四钱　川芎

---

① 脉：原作"丝"，据《灵枢·论疾诊尺》和《审视瑶函·外障》改。

四钱　荆芥三钱　防风三钱　桔梗三钱　枳壳五钱　薄荷四钱　甘草三钱

王子仙曰：方中宜加麻黄、藁本、黄连、黄芩、栀子、石膏之类，以扫除邪热寒气。

麻杏甘石汤　治暴发火眼。

麻黄一两　杏仁八钱　石膏二两　甘草三钱

王子仙曰：方中宜加柴胡、前胡、栀子、黄连之类，以散风火。如上下内外血丝满目，疼痛肿胀，热泪交作，坐卧不安，急于方中加胆草、栀子，以散肝胆之热；加黄连、苦参，以除心经之热；加黄芩、大黄，以消肺与大肠之热；加知母，倍用石膏，以去脾胃之热；加滑石、木通，以导包络与小肠之热；再加郁金、枳①实、三棱、文术、桃仁、归尾、丑牛、葶苈、青皮、槟榔之类，以开血气凝滞之道路。大剂频频进之，不论到②数，如缓则药不胜病，定然坏目矣。如见病势不退，而改用平剂、小剂以治之，亦定然坏目矣。

菊花通圣散　治暴发火眼，即防风通圣散加菊花、羌活、刺藜、黄连而名之也。

麻黄八钱　防风四钱，解表，由皮肤而出　荆芥六钱　薄荷五钱，清上，由鼻而出　大黄六钱　芒硝六钱，解热，由便而出　滑石四钱　栀子四钱，清热，由溺而泄　石膏一两　桔梗五钱，清肺胃之热　连翘五钱　黄芩五钱，清心肝之火　川芎三钱　当归四钱　赤芍三钱，和血以祛风　甘草三钱　白术三钱，健脾以助药力

黄庭镜曰：病症之最急者，莫风火若矣。风火交战，理宜表

---

① 枳：原作"积"，误。

② 到：同"道"，量词，犹次、遍。

里两解，此方表里两解。体强者以两许计，体弱者以五钱计。如表邪重者，倍用麻黄；里邪实者，倍加硝黄。此方即防风通圣散，加羌活、菊花、黄连、刺藜而名之也。如病势急者，煎汤服下；病势缓者，作丸服下。亦治眦帷赤烂，微红生眵，或病目后余毒未净微痒微赤等症。如有云翳雾障，宜加谷精草、木贼、石决明、虫蜕之类以治之。惟在医者神而明之，存乎其人。

天行火眼与暴发火眼，又有轻重不同之症。

周云林曰：天行火眼，天时流行也，其毒能传染。暴发火眼，陡然突起也，其毒不能传染。

傅仁宇曰：二症皆有轻重之不同。毒之轻者，用药治之即愈，不用药治之，待七八日中亦愈。何也，火数七故也。毒之重者，不用药治之，血丝决不能退；即用药治之，毒气亦不易消。何也，毒在五脏六腑之中，而升于头目之上故也。

张盖先曰：人之病目者，有久而未愈，亦有稍好而复反者，其故何也？盖原脏肺毒气，由肝窍而上升于目，留滞于面目经络之中，愈久则毒愈固，甚则昏雾起，而云翳生焉。每遇风寒燥火，或隐忧郁怒，目疾即发。有月月发者，有春秋发者，又有几天昏蒙生眵者，亦有几天清亮少泪者，此皆病根未除之所致也。如初起病根未能除净，久后欲疗病根，必须以岁月计之，方可痊愈，否则为病眼矣。用药之法，总要分轮认症，按症立方，方为良法。特选治五脏方论，注明于下。

此言传染与不传染，复发与不复发，用药治与不用药治之异同症。

五脏独治、兼治、因治论

王子先曰：大小眼角有病，则属于心，心为血轮也。白珠有病，则属于肺，肺为气轮也。黑珠有病，则属于肝，肝为风轮也。瞳仁有病，则属于肾，肾为水轮也。上下眼胞有病，则属于脾胃，脾胃为肉轮也。如不分轮认症，按症立方，则治难见效。眼科诸书，所论外障名目，难以悉举。今特举五脏方论，一一注明，以便学者一过目即知病在某经也。病因某经也，病兼某经也；或属实，或属虚；或属重者，或属轻；或独治，或兼治，或因治，则胸有定见，不得以糊瞎乱撞而为治矣。

王子先曰：眼科一道，贵据五轮以认症。八廓者，由五轮而推言之也。如一轮现症，即独用一轮之药。三四轮现症，即兼用三四轮之药。但要认其何轮病重，何轮病轻，而分以治之，使其毒气四散，不来朋从而为虐也。至于因治一法，不可不知，审其所因而治之，则治无遗漏矣。学者敬习之，勿忽。

张盖先曰：所立独治之法、兼治之法、因治之法，论一病列一方者，不过举之以为榜样耳。如虚实两有之症，或虚实相半之人，宜照虚治、实治诸方，酌量症之虚实、人之虚实而加减治之，切不可执成方以治之也。医者如能神而明之，则善于医治矣。

周子达曰：所言泻心、泻肝、泻脾、泻肺、泻肾等汤，抑其邪从下走，即《内经》"洁净腑"之法也。如有表症作滞，宜加入发散之药，攻其邪从上走，即《内经》"开鬼门"之法也。

此论最是精确，学者当熟审之。其紧要处，在"贵据五轮以认症"及"酌量症之虚实、人之虚实而加减治之，不可执成方以治之也"数语。所立各经独治方，其斟酌用之。

大小眼角属心，心病独治方。

泻心汤 治心经实热，如眼角红丝粗细直长，或起胬肉，或痒或痛等症。

黄连三钱　连翘五钱　丹参四钱　木通四钱　栀仁五钱　独活

三钱　竹叶水　灯心引

清心汤　治心经虚热，如眼角红赤，微痒生眵等症。

生地六钱　当归四钱　赤芍三钱　寸冬五钱　木通四钱　土苓三钱　犀角末，水兑服　灯心　竹叶引

补心汤　治心经虚热，即天王补心汤，治症同前。

生地四钱　丹参四钱　元参三钱。心虚则烦，三味补血解烦　朱砂二钱，兑服　茯神三钱　柏子仁三钱　枣仁四钱。四味补心安神　天冬三钱　寸冬五钱　北味二钱　洋参一钱。四味养心神，补心气　当归三钱　志肉三钱　桔梗三钱。三味宽心郁，通心神　元肉　竹叶引

以上心经独治法。

白珠属肺，肺病独治方。

泻肺汤　治肺经实热，如白珠肿胀疼痛、努肉包睛、或红丝满目、或黑红一片、或生云翳等症。

经云：肿胀浮起者，肺气逆而上行。疼痛不已者，肺火炽而上攻也。

石膏一两　黄芩八钱　杏仁六钱　枳壳一两，童便炒　金沸草六钱　葶苈八钱　大黄五六钱，酒炒　芒硝五六钱　桑根皮　黄荆子引

如阳虚者，加雄片以反佐之。阴虚者，加元参以滋利之。

养肺汤　治肺经虚热，如白珠红丝，淡血短细，或历久不散，或生眵泪，或结红缕，不胀不痛等症。

此汤一名神仙鸡鸣丸，兼治一十八般咳嗽。

泡参一两　北味二钱　阿胶五钱，补肺气　知母三钱　贝母五钱　天冬五钱　冬花四钱。三味润肺燥　苏子三钱　杏仁四钱　葶苈三钱　桔梗三钱　金沸草三钱　粟壳三钱。六味散逆气　白蔻三钱　甘草二钱　陈皮三钱　半夏三钱。四味理脾化痰　乌梅一二个，生津

胃弱者，再加砂仁二钱，姜汁、枣子引。

以上肺经独治法。

黑珠属肝，肝病独治方。

泻肝汤　治肝经实热，如黑珠胀痛、眉骨疼痛、云翳频生、热泪时流等症。

胆草五钱　黄芩四钱　栀仁四钱　大黄三钱，酒炒。四味直入肝以泻火邪　柴胡三钱　前胡四钱　荆芥四钱　防风三钱。四味直入肝以散风寒　当归四钱　青皮四钱。二味活血理气　木贼三钱　刺蒺藜四钱　石决明三钱。三味拨云散翳　五皮风　李根　竹叶　车前引

按：此方解散肝经肌表之邪，疏通肝经内热之毒，邪去毒消，则目自清宁矣。

古方泻肝汤　治肝经实热，治症同前。

柴胡四钱　前胡三钱　荆芥三钱　薄荷三钱。四味入肝以散表邪　胆草三钱　黄芩三钱　栀仁四钱　木通三钱　滑石四钱　茯苓三钱。六味泻火，从前阳①而出　生地五钱　丹皮四钱。二味养血退火　郁金三钱，行气血　礞石四钱，化痰火　甘草三钱，调和诸药　李根　毛根　车前引

此方直入肝经，清热，除风，养血，行气，化痰。

和肝饮　治肝经虚热，如黑珠皆黄，头顶昏痛，或流清泪，或眉骨隐痛，或生小点云翳等症。

柴胡三钱　生地四钱　当归四钱　白芍四钱　川芎三钱　粉丹三钱　栀仁二钱　薄荷二钱　香附三钱，醋炒　白蔻三钱　云苓四钱　甘草二钱　虫蜕五钱　草决明四钱　夏枯草　绿豆引

以上肝经独治方。

瞳仁属肾，肾病独治方。

---

① 阳：疑当为"阴"。前阴，又称下阴。

泻肾汤 治肾经实热，如瞳仁疼痛，或高耸，或胀痛，或顶热，或便赤等症。

黄柏八钱　知母六钱　前仁三钱　泽泻五钱　元参一两　牛膝引

胃弱者，加砂仁一钱、二钱。

补肾汤 治肾经虚热，如瞳神昏浊，头顶作热，或隐隐作痛，或微微干涩等症。

熟地　生地　玉竹　元参　泽泻　当归　石决明　黑豆引

王子先曰：如乌珠瞳仁之间，时或隐隐胀痛，时或微微痒痒，其中必有阴风伏火为祸，宜加全虫、僵蚕、黄柏、黄芩之类。如黑珠瞳神之间，或黄或白，或昏或浊，其中必有气滞痰凝为患，宜加青皮、石决、槟榔醋炒、礞石醋淬之类。

以上肾经独治法。

附：张盖先眼目光明论

《内经》云：肝开窍于目，目得血而能视。血者，肾水之所发源也。窍者，肾中之精气通于肝，而开窍于目也。明者精①气之盛也，昧者精气之衰也。人到五十以后，眼目渐渐昏雾者，由于精气之衰所致也，宜用补水、补火等方治之。如人未到五十以前，眼目渐觉几天清明、几天昏雾者，其中必有贼邪为患。何为贼邪，阴风也，伏火也，气滞也，痰凝也。即年老之人，亦或有之。而其由来则有三：有由于素抱目疾所致者，有由于郁气不舒所致者，有由于目病过后余毒未净所致者。治当审其所因，不得概以肾之水虚火虚治之也。如兼有阴风伏火，则当养血以消其风，清其火。如兼有气滞痰凝，则当调中以疏其气，

---

①　精：原作"粗"，据文义改。

化其痰，斯无助邪害正之弊。治此症者，宜照孙真人揭障丹，太元真人还睛丸，古方补肾益肝汤，量其虚实，审其寒热，加以拨邪之药，庶几近于善治矣。

眼胞属脾，脾病独治方。

泻脾汤 治脾经实热，如眼胞胀、肿痛，或生疮疡，或起硬核，或赤烂，或痒痒等症。

石膏一两　知母四钱　甘草三钱　大黄三钱　芒硝三钱　粉葛四钱　防风四钱　白芍三钱　土苓五钱　麦芽四钱　蒲公英　竹茹引

补脾汤 治脾经虚热，如眼皮盖下，欲开难挣①，或干痛，或烂弦，或青黑，或微痒等症。

泡参四钱　生芪五钱　白术三钱　甘草三钱。四味补中益气　苡仁一两　苍术五钱。二味平敦阜②之气　陈皮三钱　云苓三钱　赤苓一两五钱　广香二钱。四味利陈腐之气　柴胡二钱　升麻三钱。二味升陷下之气　白米　竹茹引

如上二方，眼胞上如生疮疡、结核等症，宜加大力、白芷各三钱，夏枯草、银花叶、蒲公英各一束③为引。

以上脾经独治法。

采张盖先④五脏兼治方

心为血轮，心病实热兼治方。

洗心汤 治眼角红赤痒痛、胬肉突起等症，此治心病属于实者。

---

① 挣：用同"睁"，张开眼睛，下同。
② 敦阜：运气术语。五运主岁之中，土运太过的名称。
③ 束：原作"束"，形近而误。
④ 张盖先：本段文字与下文诸论体例相同，疑或当作"王子先"。

黄连三钱　栀仁五钱　生地四钱　木通四钱　归尾三钱　菊花
三钱　志肉二钱　甘草二钱　竹叶　车前草引

王子先曰：如白珠之上，兼有红丝赤缕，胬肉胀痛，是心移热于肺也，则加入石膏、黄芩、杏仁、枳壳、葶苈、大黄之类，以兼治之。如兼有风寒，则加入麻黄、防风、薄荷、荆芥，以兼治之。如兼有云翳，则加木贼、刺蔾，以兼治之。加多加少，则人神而明之。

心为血轮，心病虚热兼治方。

养心汤　治眼角微红微痛、生眵作痒等症，此治心病之属于虚者。

生地五钱，泡汁　当归四钱　粉丹三钱　寸冬六钱　犀角末[1]，水兑服　土苓三钱　木通四钱　竹叶　灯心引

张盖先[2]曰：如白珠之上，兼有细细血丝、微微胀痛，亦是心移热于肺也，则加杏仁、槐花、桑皮、枇杷叶、天冬、白蔻之类，以兼治之。如兼有风寒，则加苏叶、薄荷、防风、荆芥，以兼治之。如兼有云翳，则加菊花、蒙花、虫蜕、谷精草，以兼治之。加多加少，则在人神而明之。

肺为气轮，肺病实热兼治方。

清肺饮　治白珠赤丝红缕、胀痛流泪等症，此治肺病之属于实者。

桑根皮五钱　地骨皮五钱　麦冬四钱　天冬四钱　黄连二钱
黄芩四钱　葶苈六钱　大黄三钱　槐花三钱　柴苑五钱　枇杷叶
竹叶　车前草引

---

① 末：原作“未”，形近而误。
② 先：原作“仙”。

王子先曰：如黑珠之上，兼有云翳血障，是肺移热于肝也，宜加木贼、刺藜、赤芍、归尾、胆草、礞石之类，以兼治之。如兼胀痛，则加栀子、前胡、郁金、青皮，以兼治之。如兼风寒，则加麻黄、杏仁、柴胡、薄荷，以兼治之。如兼血贯黑珠，则加蒲黄、桃仁、红花、苏木，以兼治之。加多加少，贵在人神而明之。

肺为气轮，肺经虚热兼治方。

安肺饮　治白珠微红生眵等症，此治肺病之属于虚者。阳虚者，加雄片以反佐之。

泡参六钱　麦冬八钱　槐花三钱　桔梗三钱　贝母五钱　枳壳三钱　甘草二钱　枇杷叶引

王子先曰：如黑珠之上，兼有小小白翳、淡淡白气，亦是肺移热于肝也，宜加当归、生地、草决、石决、谷精草、广前仁之类，以兼治之。如兼有风寒，则加麻黄、柴胡、荆芥、防风，以兼治之。如兼有痰气，则加花粉、陈皮，以兼治之。加多加少，贵在人神而明之。

肝为风轮，肝病实热兼治方。

洗肝散　治肝经血障云翳等症，此治肝病之属于实者。

黄芩六钱　胆草四钱　栀仁三钱　前仁三钱　木通三钱　泽泻三钱　赤芍三钱　甘草三钱　石决五钱　竹叶　车前草引

王子先曰：如瞳仁金井之间兼有浊气乌泡，是肝热淫于肾也，宜加黄柏、黄连、知母、泽夕、生地、牛膝之类，以兼治之。如兼有肺气，则加杏仁、葶苈，以兼治之。如兼有肾气，则加滑石、牵牛子，以兼治之。如兼有风寒，则加麻黄、北辛，以兼治之。加多加少，贵在人神而明之。

肝为风轮，肝病虚热兼治方。

养肝汤　治肝经血虚昏昧生眹等症，此治肝病之属于虚者。

生地五钱　当归六钱　白芍四钱　川芎三钱　柴胡二钱　草决明四钱　荆芥三钱　菊花三钱　青皮三钱　甘草二钱　夏枯草引

王子先曰：如瞳仁金井之间兼有隐隐作痛，则加元参、黄柏、知母、牛膝，以兼治之。如兼有风寒，则加北辛、麻黄，以兼治之。如白珠赤红不退，又宜加白蔻、苏木，以兼治之。如阳虚者，再加雄片，以反佐而行其药力。加多加少，则在人神而明之。

肾为水轮，肾病实热兼治方。

清肾汤　治瞳仁隐痛、小便黄赤等症，此治肾病之属于实者。

元参一两　黄柏六钱　前仁四钱　泽泻三钱　生牛膝引

王子先曰：如黑珠之上兼有云翳血障，则加赤芍、黄连、黄芩、木贼、刺蔾、郁金，以兼治之。如白珠之上兼有赤丝红障，则加葶苈、杏仁、兜铃、石膏、大黄、桃仁、枳壳，以兼治之。如眼角之上兼有胬肉赤红，则加黄连、朱砂、木通、土苓，以兼治之。加多加少，贵在人神而明之。

肾为水轮，肾病虚热兼治方。

阴八味地黄汤　治视物红赤、黑夜见光等症，此治肾病之属虚者。

熟地五钱　枣皮二钱　山药四钱　粉丹三钱　茯苓三钱　泽泻二钱　黄柏二钱　知母二钱

王子先曰：如属肝郁生热，以致黑珠昏黄者，则加青皮、白芍、当归、栀仁，以兼治之。如属肺燥生热，以致黑珠昏黄者，则加天冬、寸冬、阿胶、百合，以兼治之。如阳虚者，加雄片，以反佐而治之。加多加少，则在人神而明之。

附：**肝肾同治方** 治乌珠瞳仁昏黄云障等症，一名补肾益肝汤。

当归五钱　白芍三钱　内仁六钱　粉丹三钱。四味养肝血，散邪气
生地四钱　玉竹八钱　元参三钱　泽泻二钱。四味养肾水，利邪热　朱砂
二钱，镇邪火之上炎　磁石三钱，镇神水不外散　石决明三钱　夜明砂三钱
菊花四钱　谷精草三钱。四味明目去障　白蔻二钱　神曲四钱　甘草二钱
广香一钱。四味助脾运化，升清降浊　绿豆壳　黑豆壳　猪蹄蜕　凤凰
蜕引

王子先曰：如黑珠瞳仁之间，隐隐痒痒，微微胀痛，其中
必有阴风伏火，宜加僵蚕、全虫以消阴风，黄芩、黄柏以退伏
火。如黑珠瞳仁之间或白或黄，或清或浊，其内必有气滞痰凝，
宜加陈皮、香附以理其气，槟榔、礞石以化其痰，二味俱用
醋炙。

脾为肉轮，脾病实热兼治方。

泻黄散 治眼胞疮疖等症，此治脾病之属于实者。

陈皮三钱　藿香四钱　白芍四钱　甘草三钱　防风六钱　石膏
一两　大黄三钱　蒲公英　银花叶引

王子先曰：如眼角之间兼有红丝胬肉，是心火乘脾也，则
加连翘、土苓以兼治之。如白珠黑珠之间兼有红赤丝障，是脾
热淫于肝肺也，则加泻肝、泻肺之药以兼治之。加多加少，则
在人神而明之。

脾为肉轮，脾病虚热兼治方。

理脾散 治眼胞红痒、烂痛等症，此治脾病之属于虚者。

苍术五钱　苡仁六钱　白术四钱　云苓四钱　白芍三钱　甘草
二钱　土苓四钱　防风五钱　泡参五钱　花粉三钱　灶心土　蒲公
英　竹茹引

王子先曰：如眼角之间兼有淡红风胞，微痒微痛，是心之虚热乘脾也，则加朱砂、志肉以兼治之。如白珠亦有淡淡血丝，则加蔻壳、百合以兼治之。如黑珠亦有隐隐红色，则加草决、石决以兼治之。如眼胞青黑者，是木克土之色也，重用白芍，加柴胡、当归以兼治之。加多加少，则在人神而明之。

采王子先①五脏因治方

眼角属心，眼角病因在小肠经治方。

八正泻阴汤　治小肠实热，心经佐之。如眼角赤红不退，热泪痛痒，胬肉生眵等症。

滑石六钱　木通五钱　扁蓄五钱　瞿麦五钱　前仁四钱　黄柏八钱　栀仁三钱　甘草二钱　竹叶　童便　车前草引

生地养阴汤　治小肠虚热，心经佐之，如眼角淡红生眵、微痒微痛等症。

生地五钱　元参八钱　阿胶三钱　知母六钱　前仁四钱　独活三钱　泽泻二钱　牛膝　毛根引

张盖先曰：如大小眼角红丝胬肉贯入白珠，是心之病形也。而亦有因在小肠之热者，以心与小肠相为表里故也。上有邪热在心，下必有结热在小肠也。但有虚实之分，治之者当按虚实以立方，则善于治矣。

白珠属肺，白珠病因在心经治方，心火克肺金也。

泻心凉血汤　治心经实热，肺经佐之，如眼角红丝出外、肿痛痒涩等症。

黄连四钱　黄芩三钱　栀子三钱　木通五钱　甘草二钱　生地三钱　当归三钱　赤芍三钱。八味泻心凉血　葶苈三钱　杏仁三钱

① 王子先：据下文所采内容皆为张盖先之论，疑当作"张盖先"。

兜铃三钱　石膏五钱　麻黄四钱，下气清热　竹叶　桑根皮引

又附：**养心明目汤**　治心经虚热，肺经佐之，如眼角淡红、睥肉微痒生眵、白珠微红等症。

生地五钱　当归三钱　丹参五钱　寸冬六钱　犀角二三钱，末，水兑服　朱砂一钱。六味养心退热　泡参五钱　天冬四钱　桔梗三钱　菊花三钱　冬花三钱　槐花三钱。六味养肺清燥　灯心　枇杷叶引

张盖先曰：如白珠发红起丝，或生云翳，或现血障，是肺之病形也。而亦有因在心者，以心火克肺金故也。但有虚实之分，治之者宜审其虚实以立方，则善于治矣。

白珠属肺，白珠病因在大肠治方，肺与大肠相为表里也。

加味承气汤　治大肠实热，肺经佐之，白珠赤紫丝缕、睥肉涌起等症。

大黄五钱　芒硝六钱　枳实八钱　厚朴三钱。四味治大肠结热下行　葶苈四钱　杏仁五钱　石膏八钱　黄芩四钱。四味下肺气，清肺热　黄荆子引

如有表症，加麻黄四五钱。

滋阴承气汤　治大肠虚热，肺经佐之，如白珠淡红丝缕、土黄浊气等症。

当归六钱　生地五钱　阿胶五钱　大黄三钱　芒硝三钱　枳实二钱　天冬四钱　寸冬五钱　泡参六钱　槐花三钱　甘草二钱。前六味治大肠虚燥之热，后五味治肺经虚燥之热

张盖先曰：如白珠红丝赤缕、睥肉血障，是肺之病形也。而亦有因在大肠之结热所致者，以肺与大肠相为表里故也。上既有结热不散，下必有结热未行也。但有虚实之分，治之者当按虚实以立方，则病自愈矣。

王子先曰：以上承气二方，阳虚之人，宜加雄片二三钱，

以反佐而行之。

黑珠属肝，黑珠病因在肺经治方。

洗肺汤 治肺经实热克制肝经，以致黑珠生云翳等症。此方治肺经实热，肝经佐之。

麻黄四钱　杏仁八钱　石膏一两　黄芩四钱　葶苈六钱　枳实四钱　大黄二钱。七味散肺气，清肺热　栀子三钱　胆草三钱　柴胡三钱　刺蒺三钱　甘草二钱　赤芍四钱。以前五味泻肝火，散云翳　桑皮　枇杷叶　车前草引

养肺汤 治肺经虚热浸入肝经，以致黑珠变昏黄等症。此方治肺经虚热，肝经佐之。

泡参五钱　天冬四钱　寸冬六钱　紫菀三钱　百合八钱　桔梗二钱。六味养肺润燥　当归三钱　白芍三钱　丹皮三钱　栀仁二钱　草决五钱　石决三钱。六味养肝清热　桑皮　竹叶引

张盖先曰：如黑珠云翳血障，或胀或痛，或隐或现，是肝之病形也。而亦有因在肺者，以肺金克制肝木故也。但有虚实之分，治之者宜酌其虚实以立方，则疾自瘳矣。王子先曰：以上二方，阳虚之人宜加生姜、均姜以行之。

瞳仁属肾，瞳仁病因在肝经心经治方。

养心养肝汤 治心肝虚热，肾经佐之，如眼目昏蒙，青黑乱扰，上视则上，下视则下，及神光变色，或生白障等症。

沙苑蒺藜三钱　云苓三钱　柏仁四钱　寸冬三钱。四味养心安神　浙贝五钱　内仁六钱　当归四钱　石决三钱　礞石三钱。五味养肝化痰　生地三钱　龟板四钱　玉竹五钱　磁石三钱　元精石二钱。五味滋肾水，镇神光　槟榔三钱，醋炒二次　青皮二钱。二味舒气化痰　白蔻五钱　神曲四钱，炒黄。二味升清气，化浊气　夏枯草引

泻心泻肝汤 治心肝实热，肾经佐之，如瞳仁高耸疼痛生

翳，或起红白云障等症。

黄连三钱　连翘八钱　木通四钱　滑石四钱。四味泻心火　胆草五钱　栀子四钱　大黄二钱　石决四钱　礞石四钱。五味泻肝火　黄柏三钱　知母三钱　泽泻二钱。三味泻肾火　槟榔三钱，醋炒　白蔻五钱　郁金三钱。三味宣畅上下之结气　竹叶　黄荆子引

张盖先曰：如眼见黑红花飞或如物形，上视则上，下视则下，及瞳仁高耸疼痛生翳，或起红白云障，是肾之病形也。而亦有因在心经、肝经者，则心肝之郁气不舒，郁火不散，痰涎流滞于通明之孔窍故也。然有虚实之分，治之者宜辨虚实而疗治之，则重者亦有效，轻者可痊愈矣。

经纬云：肝肾同治，肝胆同治，心肾同治。

眼胞属脾，眼胞病因在肝经治方。

修肝抑脾汤　治肝经实热，脾经佐之，如眼胞肿闭，红赤疼痛，或生疮疡等症。

胆草六钱　栀仁八钱　黄芩五钱　木通四钱。四味泻肝火　石膏一两五钱　大黄三钱　甘草三钱。三味泻脾火　花粉三钱，散痰气　防风四钱，逐伏风　夏枯草　银花叶　蒲公英　竹叶引

养肝和脾汤　治肝经虚热，脾经佐之，如眼胞虚浮如肿，隐隐青黑，或烂或痒，或红或痛等症。

柴胡三钱　当归四钱　白芍五钱　粉丹四钱　栀子三钱。五味养肝润燥　白蔻三钱　云苓四钱　苡仁八钱　白术三钱　甘草一钱。五味养脾和胃　生姜　竹茹　竹叶①

王子先曰：以上二方，如眼胞生疮疖起坚硬，宜按虚实，加大力、银花、白芷、连翘、天丁、地丁之类以散之。如眼胞

---

① 叶：此后似脱"引"字。

肿烂，或痒或痛，或红或紫，又宜按其虚实，加连翘、防风、苍术、土苓、朱苓之类以利之。

张盖先曰：如眼胞肿闭，红赤疼痛，或生疮疖，及隐隐青黑，或烂或痒等症，是脾之病形也。而亦有因肝木不平，克制脾土之所致也。然有虚实之分，治之者当辨其虚实以立方，则易见效矣。

热胜于风症

傅仁宇曰：热胜者，头目昏热①，口舌干燥，热泪交作，心神烦闷，小便赤黄，大便滞结，口渴口苦，头热目热，此热胜之症也，宜用洗心泻热汤治之。

洗心泻热汤

生地五钱　黄连三钱　连翘八钱。三味泻心热　木通四钱　滑石五钱　瞿麦三钱。三味泻小肠之热　天冬四钱　石膏一两　黄芩三钱　桔梗三钱。四味清肺热　胆草四钱　栀子三钱　大黄二钱，酒炒。三味清肝胆之热　枳壳三钱　甘草三钱。二味调胃气以和之　荆芥三钱　防风三钱。二味风毒以平之　竹叶　车前引

风胜于热症

傅仁宇曰：风胜者，头痛鼻塞，涕泪肿胀，脑壳昏重，眉眦②酸痛，内起螺盖虾眼等症，此风胜之症也，宜用驱风散热汤治之。

---

① 热：《审视瑶函·暴风客热症》作"痛"，义胜。

② 眦：《审视瑶函·风热不制之病》作"骨"，义长。

驱风散热汤

羌活三钱　白芷四钱　柴胡三钱　前胡三钱　荆芥四钱　防风四钱。以上六味驱风邪　黄芩三钱　栀子四钱　连翘五钱。三味散邪热　桔梗三钱　枳壳五钱　甘草三钱。三味利膈和中　竹叶　五皮风引

如血虚人，加当归、生地、赤芍、川芎，和血以驱风。

附：清空散　治风热上攻，头目肿痛。

羌活三钱　防风四钱　白芷三钱　川芎三钱　细辛二钱　薄荷三钱　菊花三钱　僵蚕四钱　黄连三钱　黄芩三钱　桔梗三钱　枳壳四钱　竹叶　五皮风引

黄氏曰：高巅之上，惟风可到，理宜羌、防等风药。升发阳邪，必用芩、连者，风动火生，二物苦寒降火，火降则风自息，自然去疾于清空之上。

风热俱胜症

傅仁宇曰：风热俱胜者，暴发红赤，热泪不止，头目痛胀，昏闷沉重，此风热俱胜之症也，宜用三黄除风汤治之。

三黄除风汤

黄芩四钱　黄连三钱　大黄二钱，酒炒　栀子三钱　羌活三钱　独活三钱　柴胡四钱　前胡四钱　荆芥四钱　防风四钱　枳壳三钱　桔梗三钱　木通三钱　葶苈四钱　甘草二钱　竹叶　五皮风引

风热夹寒症

王子先曰：凡火眼之症，先宜表散风寒，略加清凉、下气、行血之药以治之。如头目胀痛、怕冷作寒、昏闷难举、清涕时流等症，此风热夹寒之症也，宜用加味荆防败毒散治之。

加味荆防败毒散

羌活四钱　独活三钱，酒炒　荆芥四钱，酒炒　防风四钱　柴胡四钱　前胡四钱　川芎三钱　桔梗五钱　枳壳五钱，盐水炒　甘草二钱

王子先曰：如因寒滞固结不解，方中加麻黄童便炒、北辛、藁本、白芷之类。如因热燥郁结不散，方中加黄连、黄芩、栀子、木通之类。如气虚者加泡参以助之，血虚者加当归以助之，阳虚者加雄片以助之，阴虚者加地黄以助之，生姜、火葱、五皮风、竹叶引。

论白珠红丝有五者之分

一论白珠红丝症

傅仁宇曰：白珠红丝如火，或黑红一片，手近扪①之。热甚者，此为热淫于上之症，宜用防风通圣散治之，又宜用清毒逐瘀汤、分珠散治之。

防风通圣散　通圣者，极言其功用之妙也，治红丝赤障。

麻黄三五钱　防风四钱，使寒来之热从皮肤而出　荆芥五钱　薄荷四钱，使风淫之热从巅顶而泄　大黄四钱　芒硝四钱，使热毒从肠胃而出　滑石四钱　栀子四钱，使热毒从膀胱而出　石膏六钱　桔梗四钱，清肺胃之热　连翘四钱　黄芩四钱，清心肝之火　川芎三钱　当归三钱，和肝血以养之　白术一钱，体实者用　苡仁②　甘草二钱，调胃气以行之加枳实　杏仁各四钱，以下肺气，气下则热自散矣　加三棱　文术桃仁各四钱，以逐瘀血，血破则红自退矣　桑皮　竹叶　车前　枇杷

---

① 扪：揩拭。
② 苡仁：原脱剂量。

叶引

清毒逐瘀汤　治瘀血包睛，如有表症，宜加麻黄、苏叶、荆芥、北辛以治之。

天冬三钱　麦冬四钱　黄芩四钱　黄连三钱　前仁四钱　牛膝三钱　木通四钱　甘草二钱。以上八味清其毒，毒清则气自顺　苏木三钱　红花三钱　紫草三钱　蒲黄三钱　丹皮二钱　槐花三钱　生地四钱　甘漆二钱。以上八味逐其瘀，瘀逐则血舒　加大黄二三钱，酒炒，以行之利之，则疾自瘳矣　牛膝　李树根　毛根引

黄氏曰：气血流行无滞，则黑白分明如故矣。但虚弱人须量气血增减，毋执陈方以治之。

分珠散　治瘀血赤丝贯睛，血障胬肉包睛。如有表症，宜加麻黄、苏叶、荆芥、北辛以散之。

槐花三钱　蒲黄三钱　苏木三钱　红花三钱　紫草三钱　丹皮三钱　丹参三钱　血竭三钱　乳香二钱　大黄二钱　朱砂二钱，兑服归尾二钱　牛膝引

黄氏曰：血生于心，藏于肝，上腾于目系①。痛则热之实也，痒则风之生也。如脉弦而数，则热盛生风。如眵多，如气轮红紫，此心火乘金也。如胞红，或痒痒赤烂，此风木侮土也。法当一体，血分之药，且散且逐，自然血势稍退，而障脉潜消矣。

二论白珠红丝症

傅仁宇曰：白珠上红赤痛胀，眼胞外青红浮肿者，为风热不制之症，宜用加味败毒散治之。

---

①　系：原脱，据《目经大成·分珠散》补。

加味败毒散 亦治天行火眼。

荆芥四钱　防风四钱　羌活三钱　独活三钱　柴胡三钱　前胡六钱　桔梗四钱　枳壳八钱　黄连三钱　甘草二钱　加生地五钱　黄芩四钱　栀子八钱　石膏八钱　竹叶　五皮风　麻皮引

三论白珠红丝症

傅仁宇曰：白珠淡淡红丝，细短纵横，乃内伤七情，外为五①贼所扰也，宜用柴胡复生汤、加味地黄汤治之。

柴胡复生汤 治元气为七情六贼所伤，不能上升，故主以升发，辅以活血，助以清补肺气，佐以除湿清热，分消上下。

羌活二钱　薰本三钱　蔓荆三钱　白芷三钱　薄荷三钱　独活二钱，升发以散之　柴胡二钱　白芍四钱　当归三钱　川芎三钱。四味活血以散之　百合四钱　寸冬五钱　天冬五钱　阿胶四钱。四味清补肺气　苡仁四钱　苍术三钱　茯苓四钱　桔梗三钱　黄芩四钱。五味除湿清热，分消上下　生姜　枇杷叶引

傅氏曰：气虚者宜加泡参以助之，阳虚者加雄片以行之。

加减地黄汤 治阴虚人风邪所乘，赤红不退。

生地黄五钱　广元参五钱。二味补真阴，退虚火　牛膝三钱，逐瘀血　当归三钱，生新血　枳壳四钱，米炒，和胃气　百合四钱　寸冬四钱　紫菀四钱。三味清肺热，润肺燥　羌活三钱　防风四钱　杏仁四钱　苏子三钱。四味散寒疏气凝结　桑根皮　竹叶引

四论白珠红丝症

傅仁宇曰：白睛不痛不胀，上下左右或有两三血丝，直长

---

① 五：原作"六"，据《原机启微·七情五贼劳役饥饱之病》改。

射着黑珠者，此为内障之根，宜照治内障方治之。至于忽如血贯者，此为邪胜于血，血凝而不行之症，宜用川芎行经散、消凝行经散治之。

川芎行经散　治白珠血贯，如物伤状及青黯等症。

枳壳五钱，米炒　甘草三钱，米炒　桔梗三钱　茯苓三钱。四味调和胃气，疏利滞气　赤芍三钱　归尾四钱　红花三钱　川芎四钱。四味行血导滞　柴胡三钱　荆芥三钱　薄荷三钱。三味散厥阴之风邪　羌活三钱　白芷三钱　蔓荆三钱　防风三钱。四味散太阳之风邪　生姜苏木引

张氏曰：调和胃气，疏邪散滞，则血凝自行，而白珠如故矣。

清凝行经散　亦治妇人经脉不调，疼痛胀满。

生芪三钱　枳壳五钱，米炒　甘草三钱　益母草四钱，酒炒。四味补气以行血　归尾四钱　红花三钱　赤芍三钱　玄胡三钱　郁金三钱。五味散血以疏气　柴胡三钱　川芎三钱。二味引入厥阴，使经从此归　赤苓三钱　木通三钱。二味引入太阳，使邪从此出　荆芥四钱　黄连三钱，酒炒。二味平其风热，则血凝自散　牛膝　茜草引

五论白珠红丝症

傅仁宇曰：白珠微变青色，黑睛稍带白色，黑白之间赤环如带，谓之抱轮红，此心肾二经之邪火乘金也。此症或因目病已久，抑郁不舒；或因凉药多服，元阴有损，以致心火亢盛。肺经时受火克，肺受火克，则肾失生化之源，而肾水亦枯竭而被火制矣，故现赤带抱轮而红。如口苦舌干、眵多羞涩者，用还阴救苦汤治之。如无口苦舌干、眵多羞涩等症，又宜益阳补阴汤治之。

王子先曰：抱轮而红之症，无论有热无热，皆可用黄连羊肝丸治之，《千金》磁朱丸治之。

还阴救苦汤 此方治黑珠白珠交界之间，抱轮而红，内现口苦咽干，外现眵多羞涩，兼有痒痒头闷等症。

黄连二钱　连翘四钱　木通四钱。三味清心热　天冬四钱　寸冬四钱。二味润肺燥　生地四钱　黄柏三钱　知母三钱。三味清肾热　元参三钱　当归四钱　川芎三钱　红花三钱　郁金二钱　桔梗四钱。六味行血导滞　柴胡二钱　升麻二钱　菊花三钱　藁本三钱　荆芥三钱。五味升阳以散之　泡参四钱　苡仁五钱　甘草二钱。三味培土以助之　毛根　竹叶引

益阳补阴汤 治抱轮而红，内无口苦咽干，外无眵多羞涩等症。

泡参四钱　茯苓五钱　枳壳三钱，米炒　甘草三钱，米炒。四味调和中土之阳　当归三钱　赤芍三钱　川芎三钱　石决四钱　磁石四钱生地五钱。六味行血补阴去障　羌活三钱　升麻三钱　蔓荆三钱　防风三钱。四味升阳除风散障　柴胡四钱，引入肝以散之　桔梗四钱，引入肺以散之　虫蜕三钱　蛇蜕三钱。二味退抱轮红　赤苓八钱，清上下之浊气　毛根　凤凰蜕引

黄连羊肝丸 治眵多泪出，赤丝隐涩，亦治抱轮而红。

黄连三两，羊肝一斤。蒸熟，焙干，打面，用糖一斤为丸，每天服七八钱。用猪肝亦可

千金磁朱丸 镇坠心火，滋益肾水，兼治抱轮而红。

磁石四两，火烧，醋炒。镇肾水，使神水不外移也　朱砂三钱，镇心火，使邪火不上炎也　建曲六两　沉香一钱，助脾以行药力

无沉香，用檀木香一两代之亦可，开水送下。

采张熊飞拨散云翳雾障方论

张氏曰：大者为云，小者为翳，昏浊者为雾障，皆由风火痰气混乱津液之所致也。内贯于通明之孔窍，外现于黑白之睛珠。如日久不散，微现黑珠者，先服开窍引五六剂，或加味开窍引二三剂以开内窍；外用菖蒲汤、十二将军冲翳散熏之洗之，以开外窍。如目痒眵多，又宜用菊花汤洗之。内窍开，则活血畅气之药自行，退云散翳之药有效。外窍开，则轮廓中之邪气自散，经络中之伏毒易除。如不先开外窍、内窍，即用药以治之，亦难以取效于目前矣。此法行至半月之候，又当调养脾胃，盖脾胃乃五脏六腑之源，开发神机①之本。脾胃一壮，自然生气生血，而助拨云散翳之药以成功也，宜用健脾除障汤、养胃消障汤治之。

原方开窍引　先服开窍引五六剂，或加味开窍引二三剂，以开内窍。

建菖蒲四钱　谷精草四钱　菊花三钱　元参二钱　葱引

加味开窍引

建菖蒲五钱，开窍　谷精草四钱，质轻以扬之　家菊花四钱，气清以散之　玄参四钱，散氤氲之气，去隐伏之火　加牙皂一钱　北辛一钱　麻黄一钱。三味开窍逐邪　柴胡二钱　川芎二钱。二味行血以舒气　升麻二钱　芥子二钱，理气以化痰　香附二钱，酒炒，开郁气　木贼二钱　刺藜二钱，通气散云　甘草三钱，调和药性　皂角丁　毕角草引

王子先曰：气虚者加泡参，血虚者加当归，元阳虚者加雄片，元阴虚者加地黄，脾胃虚弱者加白蔻为君。

---

①　神机：事物的枢要，此指脏腑功能活动。

菖蒲汤 外用此方熏洗，以开外窍。

石菖蒲一束　菊花七八钱　地锦草一束　加火葱一束　生姜一两　茶叶一把　柑子叶一把

共为煎汤，谨封罐口，勿使药气外出。熏眼时揭去封口纸，外用大布一块从头盖下，勿使药气外走。药气冷，即封罐口勿熏。

十二将军冲翳散 再用此方熏冲，以开外窍散云翳。

五倍子五钱　苦参五钱　白芷五钱　川芎三钱　荆芥五钱　防风三钱　羌活四钱　升麻三钱　薄荷五钱　枳壳三钱　草决三钱　甘草二钱　火葱　生姜引

熏目如前法。

菊花汤 治内外窍开之候，目痒眵泪，即用此方煎汤洗之。

菊花一束　石菖蒲一束　白矾二钱　黄连三钱　花椒　生姜引

健脾消障汤 内外二窍开候，内服此方以散云翳，外点去障之药以散之。

泡参五钱　白蔻四钱　陈皮三钱　半夏三钱　茯苓三钱　甘草二钱　柴胡二钱　青皮二钱　木贼三钱　刺蒺三钱　菊花三钱　虫蜕三钱　皂角丁　毕角草引

经曰：脾喜燥。前六味用以健脾，后六味用以消障。

养胃消障汤 内外二窍开候，内服此方以散云翳，外点消障之药以散之。

莲米五钱　苡仁五钱　扁豆四钱　神曲四钱　茯苓三钱　甘草二钱　柴胡二钱　石决三钱　木贼三钱　谷精草三钱　草决三钱　菊花三钱

经曰：胃喜润。前六味用以养胃，后六味用以消障。

王子先曰：健脾养胃二方中，如翳在黑珠，宜加当归、川芎以引入肝；如翳在瞳仁，宜加生地、黑参以引入肾；如翳在白珠，宜加寸冬、桔梗以引入肺；如云翳久远难退，又宜加猪蹄甲、鸡爪甲、川甲、鳖甲、人指甲以攻而散之。

采马化龙拨云散翳方论

马氏曰：云翳者，乃痰气毒热所结而成也。日久不退，或退之未净，必然痰气毒热与血气津液，混为一家，内附于肝肺之中，外现于睛珠之上。治此等症，宜用加味胜风汤，通利肝肺之经络，掀动肝肺之云翳。服至四五剂后，即服大决明散，化开肝肺之痰涩，清利肝肺之热毒。服至四五剂后，又即服揭障丹，以揭去肝肺上之郁痰浊气。如服此方之候①，口内腥臭，咽喉痰起，是肝肺上郁痰浊气之障已开，又用十大将军冲翳散吹冲以散之，外点拨云散翳眼药，久久行之，自然云翳散而光明生焉。所以然者，肝肺二经，肾经之道路也。道路阻滞，则灵光无自而发现。如用前法，而云翳尚不能退者，必是老膜顽翳，而药力莫可如何矣。

加味胜风汤　先服此方三五剂，通利肝肺之经络，掀动肝肺之云翳。

白术二钱　苍术二钱，虚者用白术，实者用苍术　羌活四钱　独活三钱　柴胡四钱　前胡三钱　荆芥四钱　防风三钱　白芷四钱　川芎三钱　桔梗四钱　枳壳三钱　薄荷三钱　黄芩三钱　甘草二钱　加木贼三钱　刺蒺三钱，以掀动风翳　火葱　生姜引

张子先曰：如翳在黑珠上，以柴胡为君。如翳在瞳仁上，加细辛为君。如翳在白珠上，以桔梗为君。气虚者加泡参，血

---

① 候：据文义，疑是"后"字之误。

虚者加当归，阳虚者加雄片，阴虚者加地黄。本体虚寒者加均姜，本体坚实者加麻黄。轻则以五钱为准，重则以两多为准，在人神而明之。

大决明散 次服此方三五剂，化开肝肺之痰涎，清利肝肺之毒热。

羌活四钱　荆芥四钱　木贼四钱。三味发开痰气　石决六钱　半夏五钱。二味化开痰涎　青葙四钱，入肝去障　寸冬四钱，入肺润燥　栀仁三钱　大黄三钱，清利毒热　磁石三钱，去障生光　皂角丁　姜汁引

揭障丹 后服此方，以揭去肝肺之郁痰浊气。此方孙真人所立，治外障亦能治内障，总理七十二症之妙方也。

黄荆子一斤，童便泡三日，洗净炒黄，醋炒一次，白矾水炒一次，酒炒一次，力能消浊气，逐痰血，化痰涎　当归五两　川芎五两　白芍五两　生地五两。四味补血活血　柴胡五两　升麻五两　羌活五两　白芷五两　薄荷五两。五味升发阴气，散开邪毒　木贼五两　谷精草五两　草决五两。三味去障明目　磁石五两，镇肾水，发光明　毛根　桑叶引

加味治法附后。如目红似血，为热毒所致，加栀仁、元参、黄芩。如黑珠突起，为风热所致，加防风、刺藜、胆草。如眼胞胀痛，为风寒攻于脾与肝肺也，加石膏、防风、胆草、葶苈。如红气入黑珠，加桑皮、葶苈、黄芩。如血贯瞳仁，加当归尾、赤芍、大黄、石膏、前仁。如瞳仁偏左，加柴胡以提之。如瞳仁偏右，加升麻以提之。如瞳仁不活动，加羌螂以运之。如黑睛有翳突起，加礞石、石燕、胆草、石决。如上胞盖下胞，长作睡象者，为脾虚，加黄芪、白术、白蔻。如黑睛红色，为血热伤肝，加归尾、赤芍、栀仁、胆草、前仁。如白睛赤紫，为血热伤肺，加桑皮、苏木、蒲黄、大黄、天冬。如虾眼、蟹眼

等症在乌珠，加黄连、黄芩、千里光、礞石、石决。在白珠，加石膏、黄芩、枇杷叶、石燕、磁石。如黑白混浊，侵犯瞳仁，加黄柏、知母。如眼角作痒，加刺藜、前仁。如视人长大，或一人作两人者，加青葙、朱砂、磁石。如眼眶、太阳穴作胀昏闷者，加天麻、蔓荆。如夜晚不见人物者，加生芪、肉桂、雄片、夜明砂。如眼内或时如针刺者，血热也，加酒军、栀仁、黄柏、知母。如瞳仁细小，或两目细小者，肾水枯竭也，加红杞、菟丝、菊花、芦巴。

十大将军冲翳散　冲散云翳、红丝、胬肉等症。

五倍子八钱　苦参八钱　白芷六钱　川芎六钱　荆芥四钱
防风四钱　羌活五钱　升麻五钱　薄荷五钱　草决四钱　火葱
柑子叶引

马氏曰：内服揭障丹，外用十大将军冲翳散，此乃内外攻散之一法也。

熏冲之药，共入于罐中，用纸数层，谨封罐口。煨热，揭去封纸，熏冲头目，外用大巾，从头盖下，勿使药气外散，每天熏一二次。三四日又换药煨，病轻者二三剂，病重者五六剂，即能见效。

如云翳红丝固结不散，则用此药方以吹冲之。次冲之法，先将药品煎滚，倾于热碗内，用竹筒五六寸长，一头入碗内，一头衔口中，吹起药气，上冲头目，小气吹二三十口，大气吹六七口，如此循还①吹冲。如药气冷，则止而不吹。吹毕，即细看药碗水中，如有痰涎黏糊，或似油脂，或牵丝涎，即是肝肺之痰气被吹而流出于药水之中也。此时内服之药，切不可断。

---

① 还：通"环"。《前汉·食货志》："还庐树桑。"

此法大伤元气，并将内外障之不用吹冲法者，注录于下。

如伤寒后目病，元气未复，不宜用吹。生育后目病，失血过多，不宜用吹。痘疹后目病，正气不足，不宜用吹。劳①病劳咳，阴竭阳伤，不宜用吹。梦遗滑精，及腰腿病痛等症，皆属肾虚而染目疾者，不宜用吹。色欲不戒，肾水必虚，不宜用吹。年老与虚弱之人，阴阳之气已衰，不宜用吹。万不得已，小吹几次，使云翳活动，痰涎活泼，即止。又如瞳仁散大、或细或小、或视短或视长、或视一为二、或枯黄绕睛、或黑珠淡白淡黄及怒气伤肝等症，皆不宜用吹。

热　泪　症

龚云林曰：热泪出于心，属心经症。其症如潮如汐，多红多肿，见光流泪，即不见光亦流泪，心经之热气致也。实热者，用洗心汤治之。虚热者，用清心汤治之。

洗心汤　治心经实热。

黄连五钱，童便炒　黄芩四钱　栀子四钱　木通六钱　郁金三钱
竹叶　水灯心引

清心汤　治心经虚热。

生地六钱　寸冬一两　石莲子六钱　犀角二钱，水末②兑服
木通四钱　甘草二钱　灯心　竹叶引

冷　泪　症

龚云林曰：冷泪出于肝，属肝经症。其症清而不稠，流而

---

① 劳：通"痨"。
② 末：原作"未"，形近而误。水末，误倒，当作"末，水兑服"。

不结，视物流泪，见光流泪，肝经之虚损所致也。如头侧胀闷，黑珠隐痛，或脑顶牵痛，肝经之风泪所致也。风泪者，宜用洗肝汤治之。虚损者，宜用养肝汤治之。

洗肝汤 治肝经风泪。

柴胡三钱 当归四钱 白芍四钱 生地四钱 刺蒺三钱 天麻三钱 薄荷二钱 粉丹三钱 大黄二钱，醋炒 甘草二钱 千里光 竹叶 毛根引

养肝汤 治肝经虚损流泪。

生地四钱 川芎四钱 白芍五钱 当归四钱 北味五钱 草决八钱 均姜二钱 菊花三钱 青皮二钱 甘草二钱 夏枯草引

眵 泪 症

龚云林曰：眵泪出于肺，属肺经症。其症如糊如粘，白珠昏浊，肺经之燥热所致也。如日夜泪浓，拭之旋生，肺经之虚热所致也。燥热者，宜用清肺汤治之。虚热者，宜用神仙鸡鸣丸治之。

清肺汤 治肺经燥热。

天冬五钱 寸冬四钱 葶苈四钱 黄芩三钱 石膏六钱 杏仁四钱 枳壳三钱 大黄三钱 槐花八钱 甘草二钱 桑皮引

神仙鸡鸣丸 治肺经虚热，亦治咳嗽，甚效。

知母三钱 贝母五钱 天冬五钱 冬花四钱 苏叶三钱 杏仁四钱 葶苈三钱 粟壳三钱 金沸草三钱 桔梗三钱 半夏三钱 陈皮三钱 泡参四钱 阿胶珠三钱 北味二钱 甘草三钱 乌梅一二个 生姜引

加白蔻，甚妙。

迎风流泪症

傅仁宇曰：此症微红不烂，微痒不胀，亦无肿痛云翳等症，但迎风则泪流，清而且冷，春秋之日更甚，盖因肝肾之精血不足，窍孔不密，以致液道不固，所以一遇风邪而即引之出泪也，宜用归芍地黄汤治之。如流出温热而或昏浊者，由于肝肾之相火内动、虚火上炎所致也，又宜用知柏地黄汤加味治之。

归芍地黄汤　治迎风流泪。

熟地六钱　枣皮五钱　光条三钱　粉丹三钱　茯苓三钱　泽泻二钱　北味三钱　当归四钱　白芍四钱　菊花三钱　柏树子炒，引

知柏地黄汤　治迎风流泪而温热，或兼昏浊。

熟地六钱　枣皮四钱　山药三钱　粉丹四钱　茯苓三钱　泽泻三钱　黄柏三钱　知母三钱　北味二钱　前仁三钱　黑豆引

清泪时流症

傅仁宇曰：此症肾精肝血枯竭已甚，以致孔窍不蜜①，液道不固，故尔虚风内作，无时泣下。比迎风流泪之症更甚，即用大补元煎固其本，或用二气左归丸培其根。归芍地黄汤、十全大补汤、金匮肾气丸，皆可加减治此症也。不然一变而为干涩，再变而为视渺，三变而成青盲内障矣，命亦且不久矣。

大补元煎　治清泪时流。

人参②　山药五钱　杜仲五钱　炙草三钱。四味滋补水中之真阳
熟地五钱　红杞三钱　枣皮四钱　当归三钱。四味培补水中之真阴

---

①　蜜：通"密"。
②　人参：原脱剂量。

王子先曰：此方阴阳平补，互为赞化。宜加白芍、五味、破故子，以实肝肾之孔窍。

二气左归丸　治清泪时流，阳气归肝，阴气归肾，肝肾位左，故以名之。

人参二钱　黄芪三钱　山药三钱　肉桂一钱　菊花二钱　防风二钱　茺蔚子三钱　楮实子三钱　夏枯草三钱。九味滋养肝中阳气，兼以疏内风而实孔窍　熟地三钱　鹿胶二钱　北味二钱　内仁三钱　枣皮三钱　红杞三钱　当归三钱　苁蓉三钱　龟胶二钱　沙苑蔾二钱。十味滋补肾中阴精，自然化源深而虚火息　元肉　荔枝　大枣

浓泪时流症

黄庭镜曰：此症轮廓无病，但泪浓如浊酒豆浆，长流不止；亦有胞脸紧合，眼内不赤不肿，搬开则浓泪流出。二症如外感风寒，其浓泪更甚。病不在肝而在脾，亦不在脾而在肺，何也。脾气散精，上归于肺，肺主治节，治节不行，由于肝气之不清不和、或热或虚之所致也。治此症者，肺为主，脾次之。如有外感风寒之症，夹于其中，先用人参败毒散加味治之。如不因外感风寒而流浓泪者，宜用白菊清金散、九仙丸治之。如是小儿患此症，又宜用六君子汤、或补中益气汤加味治之。

人参败毒散　治平日浓泪时流，忽然外感风寒，其浓泪更甚症。

泡参一两　羌活四钱　独活三钱　柴胡三钱　前胡三钱　桔梗三钱　枳壳三钱　茯苓三钱　川芎三钱　加百合四钱　寸冬四钱　苡仁五钱，以养肺气　生姜　桑皮引

白菊清金散　治浓泪时流，亦治久咳不已。

泡参六钱　生芪三钱　山药三钱　苡仁四钱　百合四钱　天冬

四钱　寸冬四钱　北味三钱　生地三钱　紫菀三钱　桔梗三钱　甘草
一钱　菊花一把　毛根　桑根皮引

九仙丸　治浓泪时流，亦治久咳不已。

泡参一两　冬花四钱　阿胶三钱　北味二钱　贝母四钱　桔梗
三钱　红梅①三钱　粟壳三钱　桑皮三钱　淘米水引

加味六君子汤　治小儿浓泪时流，属于脾、肺、肝之虚热，
大人亦间或有之。

泡参八钱　白术五钱　陈皮三钱　半夏三钱　茯苓三钱　甘草
三钱　加北味二钱　寸冬三钱　柴胡二钱　白芍三钱　毛根　竹茹
白米引

上②方如白珠眼角有红丝，不可用以治之。

加味补中益气汤　治小儿浓泪时流，形脉俱困，属于脾肺
二经两虚。

泡参八钱、生芪四钱、白术四钱、甘草三钱、当归三钱、
柴胡二钱、升麻二钱、陈皮三钱，加寸冬三钱、北味二钱、浙
贝五钱、防风二钱，淘米水，竹茹引。

眼目胀痛症

王锡鑫曰：眼目热泪交作，疼痛不已，属于心肝之实热，
宜用洗心伐木汤治之。如痛胀并作者，属肝肺之实热，又宜用
下气逐瘀汤治之。如或痛或不痛，或脑顶连痛有止息者，又属
心肝之虚热流火为患，宜用滋阴降火汤治之。

洗心伐木汤　治眼目疼痛不已，属于心肝之实热。

---

① 　红梅：《目经大成·固阵》作"乌梅"。
② 　上：原作"二"，形近而误。

黄连四钱　连翘四钱　木通四钱　滑石五钱。四味洗心热　栀子三钱　胆草四钱　黄芩三钱　大黄四钱。四味除肝热　丹参三钱　白芍三钱。二味平心肝之燥热　青皮四钱　枳壳四钱。二味下气，以抑其炎热　竹叶　车前引

下气逐瘀汤　治眼目痛胀并作，属于肝肺之实热。

胆草三钱　黄芩四钱　栀子四钱　白芍四钱。四味治肝热　葶苈六钱　金沸草四钱　紫菀五钱　杏仁四钱　石膏一两。五味下肺气，清肺热　三棱四钱　文术三钱　大黄四钱。三味破气血以逐毒　枳壳五钱　甘草二钱。二味调胃气以助之　枇杷叶　桑根皮引

滋阴降火汤　治眼目或痛或止，或脑顶连痛或痛或不痛，又属心肝之虚热邪风所致。

生地五钱　当归三钱　川芎二钱　白芍四钱　粉丹三钱。以上滋阴　前仁四钱　木通四钱　栀仁三钱。以上降火　前胡三钱　天麻三钱。二味消风　云苓三钱　甘草二钱，调理脾胃　寸冬四钱，养心清热

加苍耳为臣，治脑顶痛，桑叶、毛根、竹叶引。

眼眶痛症兼治眉骨痛

李中涵曰：眼眶痛者，属肝胆之风热为患，兼属脾胃之湿热所致。实者用消风除热汤，虚者用养血除风汤治之。

消风除热汤　治眼眶痛，眉骨痛同治，实者宜之。

柴胡三钱　前胡八钱　荆芥五钱　防风三钱　白芷四钱　薄荷四钱。六味驱风　黄芩四钱　胆草四钱　大黄二钱，酒炒。三味除热　粉葛三钱　石膏八钱　粉草三钱，清胃热

如胀痛，加青皮、枳壳各三五钱，竹叶、五皮风引以散肝风热，蒲公英引以消胃湿热。

养血除风汤　治眼眶痛，眉骨痛同治，虚者用之。

生地五钱　白芍六钱　元参五钱　粉丹三钱　栀仁三钱。以上补血清热　柴胡三钱　荆芥四钱　薄荷三钱　菊花五钱。以上除风　花粉三钱　知母二钱　甘草三钱，清热养胃　三匹风　竹茹引

眼珠痛症

李中涵曰：黑珠痛连瞳仁者，属热毒之蕴于肝而及于肾也，宜用修肝逐热汤治之。如痛而兼胀者，风气交战也，又宜用养血清燥汤治之。如黑珠夜痛，泪出不止，及点服苦寒之药反甚者，又宜用茶调疏肝散治之。

修肝逐热汤　治肝经火毒，目珠作痛。

黄芩五钱　胆草五钱　栀子八钱　大黄二钱。四味除肝胆之热毒　前胡四钱　全虫二钱　黄柏五钱　石燕四钱。四味除肝肾之①　青皮五钱　甘草三钱。二味调中下气　铁锈　竹叶引

张盖先曰：如有表症，方中加羌活、荆芥、柴胡、薄荷，升以散之。

养血清燥汤　治肝经燥热，目痛兼胀。

生地五钱，泡汁　元参八钱　粉丹三钱　赤芍四钱。四味养血清燥　黄芩三钱　栀子五钱　木通六钱。三味清邪热　枳壳五钱　桔梗三钱　槟榔四钱，醋炒　礞石五钱　香附四钱，醋炒。五味顺气化痰　全虫二钱　僵蚕三钱。二味除风邪　毛根　竹叶　铁锈引

张盖先曰：如外有风寒，方中加苏叶、白芷、防风、柴胡、川芎，升而散之。

茶调疏肝散　治目珠夜痛，及点服苦寒之药不效者，此方主之。

---

① 之：此下疑有脱文。

夏枯草二两　　香附一两　　栀仁三钱　　甘草五钱　　清茶煎，引

黄氏曰：黑珠夜痛者，阴风甚也。夏枯草四月开花，夏至则枯，得阳气最纯，用以治目珠夜痛，以阳配阴也。香附以调和之，甘草以栽培之，则肝木得其平矣。山栀、清茶，一泻曲直之火①，不至动摇为风也。

眼皮痛症

周生之曰：眼胞与皮痛而赤、或烂者，属脾胃之实热，宜用加味承气汤治之。如微痛淡红者，又属脾胃之虚热，宜用养脾和胃汤治之。

加味承气汤　治脾胃实热，如眼胞红肿、赤烂等症。

大黄五钱四分　　芒硝四钱五分　　枳实三钱　　厚朴三钱　　石膏一两五钱　　知母四钱　　土苓四钱　　甘草三钱　　蒲公英　　竹茹引

养脾和胃汤　治脾胃虚热，如眼胞微痒、微痛、淡红等症。

苍术二钱　　苡仁八钱　　茯苓五钱　　扁豆五钱　　泡参三钱　　枳壳三钱　　麦芽三钱　　茵陈三钱　　防风三钱　　土苓五钱　　甘草三钱　　竹茹　　淘米水煎药，引

大小眼角红兼痛症

李中涵曰：眼角疼痛，如艾之灸、如针之刺者，属热毒之伏于心而滞于小肠也，宜用泻心汤治之。如或痛或不痛，或至上午作痛，或至下午作痛者，又属于虚热所致也，宜用补心汤治之。

泻心汤　治心经热毒，眼角作痛。

① 曲直之火：指肝经火毒。

黄连五钱　木通四钱　独活二钱　栀子三钱　黄柏二钱　知母二钱　郁金三钱　赤苓四钱　甘草二钱　竹叶　车前引

补心汤　治心经虚热，眼角作痛。

生地五钱　寸冬六钱　犀角末，水冲　石莲子四钱　丹参四钱　木通三钱　茯苓三钱　甘草二钱　灯心引

大眼角红兼痒症

李中涵曰：大眼角发红者，属心经君火，心包络之火，兼属三焦胆腑之毒热。痒者，热甚生风也，宜用加味泻心汤以导之。如红而淡者，又宜用连翘地黄汤以导之。

加味泻心汤　治大眼角纯红兼痒症。

黄连六钱　木通五钱　连翘五钱　土苓五钱　归尾四钱　栀子四钱　荆芥三钱　防风三钱　薄荷三钱　独活一钱　竹叶　车前引

连翘地黄汤　治大眼角淡红、微痒等症。

生地八钱　连翘四钱　寸冬六钱　木通三钱　石莲子六钱　志肉三钱　全虫二钱　僵蚕二钱　独活五钱　竹叶　毛根引

小眼角红兼痒症

李中涵曰：小眼角发红者属相火，相火属肾，又属小肠之燥热。痒者，火热生风也，宜用加味知柏汤以利之。如红而淡者，又宜用地黄汤以治之。

加味知柏汤　治肾燥热，小眼角红兼痒症。

黄柏一两　知母五钱　泽泻五钱　猪苓五钱　木通五钱。五味清肾与小肠之火热　全虫三钱　独活三钱　虫蜕二钱。三味驱风　牛膝　车前引

地黄汤　治肾虚热、小眼角红兼痒症。

地黄一两　元参八钱　泽泻五钱　猪苓三钱　肉桂一钱。五味利热　全虫二钱　荆芥三钱　独活三钱。三味驱风　牛膝　蒲公英蒲公英能解毒治淋症，引

眼目子后痛症

庞安常曰：丑寅卯辰巳午六时，皆阳气用事。头为诸阳之首，故辰早人动，则血随阳气上升于头，而与风气相搏，则疼痛作焉。宜用石膏刺藜散治之，又宜用解热汤治之。

石膏刺藜散　治白天目痛，多红多泪，属于风火上冲。

石膏一两　大黄八钱　滑石八钱　栀子四钱　胆草三钱。五味逐热毒，从下走　刺藜四钱　防风三钱　僵蚕三钱　菊花三钱　天麻三钱。五味驱风热，从上出　枳壳三钱　桔梗三钱　归尾三钱　赤芍三钱。五味疏通血气之壅滞　竹叶　夏枯草　车前引

解热汤　治白天目痛，多红多胀，属于热气上蒸。

黄连三钱　黄芩五钱　栀子五钱　胆草三钱　木通四钱。五味清心肝之火　礞石六钱　石燕六钱。二味化痰下气　芒硝六钱　大黄三钱　枳壳五钱　桔梗三钱。四味逐肺胃之火　甘草二钱　芭蕉头　竹叶引

张盖先曰：如痛而怕冷作寒，太阳经有寒也，加麻黄、杏仁。如痛而恶风头闷，少阳经有风也，加柴胡、前胡。如痛而胞①胀口渴，阳明经有寒热也，加粉葛、石膏。

眼目午后痛症

庞安常曰：人身之血，午后行于阴道。未申酉戌亥子六时，阴道也，至夜归于肝宅。如红肿而痛或胀，照日夜痛症，立方

---

① 胞：疑为"饱"字之误。

治之。如不红不肿而痛者，为肝伏阴气，上冲于脑而作痛，宜用补血回阳汤治之。

补血回阳汤　治午后目痛，不红不肿，属于阴风上冲所致。

当归四钱　川芎三钱　白芍五钱　生地三钱。四味补阴血　桂枝一钱　北辛二钱　僵蚕三钱　全虫二钱。四味消阴风　云苓三钱　泽泻三钱。二味引风邪，从前阴而出　牛膝童便炒，引

王子先曰：如服此方而不效者，方中去桂枝、北辛，加前胡、礞石以消风痰，再加磁石、赭石以镇妖氛，则血得养而风自息矣。

助阳活血汤　治午后目痛，不红不肿，属于阳精不运所致。

生芪五钱　当归三钱　白芍四钱　川芎三钱　生地六钱。五味补阴精　柴胡三钱　升麻一钱　蔓荆三钱　白芷三钱。四味升阳以运阴精　云苓四钱　甘草三钱。二味调和脾胃以助之　夏枯草　桑叶引

眼目日夜痛症

王子先曰：如红肿而痛，为血滞气逆、风火相煽所致，宜用破气逐火汤治之。

破气逐火汤　治眼目红肿兼痛，热泪时流，亦治晚来痛甚，由于血热气滞所致。

生地四钱，泡汁　归尾三钱　赤芍五钱　郁金三钱　姜黄三钱。五味行血破气　黄连三钱　黄芩四钱　栀仁八钱　大黄三钱，酒炒。四味逐火消热　荆芥四钱　薄荷四钱。二味逐风邪，从上走　前胡四钱　独活四钱　木通五钱。三味祛风邪，从下出

如晚来痛甚，再加蒲黄、红花、三棱、文术、夏枯草，童便引。

王子先曰：如有寒邪，方中去姜黄、大黄，加麻黄、白芷、

北辛以散之，引加火葱以通之。

不赤而痛症

周生之曰：如眼角白珠不赤而眼珠隐隐作痛者，由于血虚气滞、燥热生风所致，宜用加味逍遥散治之。

加味逍遥散 治血虚气滞，不赤而痛。

当归四钱　白芍五钱　生地六钱　粉丹四钱　黄芩二钱　元参三钱。六味养肝血，清燥热　柴胡三钱　苏荷三钱。二味舒肝气　前胡三钱　荆芥三钱。二味除风邪　香附四钱，醋炒　青皮四钱。二味散滞气　云苓四钱　甘草三钱，调胃气以助之　桑叶　墨斗草引

赤而不痛症

周生之曰：眼目赤而不痛，由于膀胱壅塞，洪水逆行，热冲于上所致，先宜用八正汤治之。

八正汤 治热结膀胱，赤而不痛。

木通五钱　滑石六钱　栀子三钱　前仁三钱　瞿麦三钱　扁蓄三钱　泽泻三钱　甘草一钱　水灯心引

阳虚者加肉桂、木香，以化气。阴虚者加阿胶、地黄，以和阴。

眼痛发寒热症

龚云林曰：血为营，气为卫，血属阴，气属阳，营卫为阴阳之道路。如眼红赤而痛兼发寒者，是寒滞于中也，宜用加味羌活汤治之。如眼不红赤而痛兼发寒者，是阳不胜其阴也，宜用附子理中汤治之。如眼红赤而痛兼发热者，是热越于外也，宜用加味白虎汤治之。如眼不红赤而痛兼发热者，是阴不胜其

阳也，宜用归芍地黄汤治之。

加味羌活汤　治眼红赤而痛兼发寒症。

羌活四钱　防风四钱　柴胡三钱　荆芥四钱　粉葛五钱　独活三钱　川芎三钱　栀子四钱　黄芩四钱　甘草二钱　麻黄四钱生姜　大葱为引

附子理中汤　治眼不红赤而痛兼发寒症。

泡参四钱　白术五钱　均姜四钱　附子三钱　甘草二钱　加生芪四钱　防风三钱　枳壳四钱　生姜引

加味白虎汤　治眼红赤痛而发热症。

黄芩三钱　知母三钱　大黄三钱　栀子三钱　木通三钱　石膏八钱　柴胡四钱　枳壳三钱　甘草二钱　地骨皮　桑根皮　竹茹引

归芍地黄汤　治眼不红不赤，痛而发热症。

当归三钱　白芍五钱　熟地六钱　枣皮三钱　山药三钱　粉丹三钱　茯苓三钱　泽泻三钱　黄柏二钱　黄芩二钱　地骨皮　桑叶毛根引

漏睛症

张盖先曰：漏睛之症，先宜驱散心肝二经之游风客热，后当以千金托里散、三仁散、或加味八珍汤等方，酌量虚实，加减治之。如一概清热解毒，消风除湿，其口必不能生，即生矣，一遇风寒燥火，必然红肿流浓而又穿，何也？毒根通于心肝，深而且远，外口虽生，内孔之毒或有未净，必然感发而又红肿流浓矣。如不补养气血，以逐风火之毒，则内孔必不能全生。年愈久则孔愈大，终成痼疾，难为治矣。此症初起易治，如历年久远，必以丸散耐心医治，久久服之，可望痊愈。否则，终成痼疾矣。然此症无害于明，故世人多忽之而不治也，学者识之。

黄庭镜曰：此症生于大小眼角之间，常流脓水。如脓腥臭，有因湿热痰火、风毒酒毒、或痘毒麻毒以及饮食厚味之毒，停蓄于心肝二经之所致，治法当以泻心肝之药为主。如在眼胞外穿者，风火邪热脾胃俱有，治法当以泻脾胃之药佐之。此症穿后，如毒未净，一遇风寒暑湿燥火六气犯之，或交春夏，必然脓汁更甚。日间胀痛脓多，夜来则稍好，为阳漏，属阳络，气分中有邪热留注。夜来胀痛脓多，天明则稍好，为阴漏，属阴络，血分中有邪热为患。无论脓色之青黄赤白黑，总由于心肝之蕴毒所致。治此症者，已穿之后，当养气补血，清热除风，急为调治生口。如久，则必以岁月计之，乃能生口不发。兹选治方，详载于下。

千金托里散　治眼漏红肿消后，余毒未净，此方补气养血以托里，消毒除风以生肌。

党参四钱　生芪五钱　茯苓四钱　甘草三钱。四味补气　当归五钱　芍药五钱　川芎四钱。三味补血　桔梗三钱　银花四钱　白芷三钱　防风四钱。四味解毒消风　寸冬五钱　连翘三钱。二味清心气，解余毒　胆草一钱　黄芩二钱，清肝热　竹叶　陈米引

张子仙曰：如穿漏在眼皮外，前方中宜加白术、苡仁，以健脾除湿。如心多烦燥者，加生地、丹参、前仁，以养心利热。

三仁散　治漏睛余毒未净，无论虚症实症、内穿外穿，可用以治之。

栀仁一两　前仁三两　苡仁五两

每天用清茶送下一两。

张盖先曰：方中宜加绿豆、甘草、连翘、茯苓，以解余毒。

加味八珍汤　漏久中虚，外风袭入，宜用此方以固其本。

泡参五钱　白术三钱　苍术三钱　苡仁五钱　茯苓四钱　甘草三钱。六味健脾除湿　当归四钱　川芎三钱　白芍四钱　生地四钱。四

味养血驱风　桔梗三钱　防风四钱　连翘三钱　土苓四钱。四味解风热，消余毒　竹叶　陈米引

竹叶泻经汤　无论阴漏阳漏，已穿未穿，在外在内，初发时皆宜用此方治之。

黄连三钱　栀子三钱　赤苓①四钱。三味治心经热毒　黄芩三钱　草决四钱　大黄一钱，醋炒。三味治肝经热毒　羌活二钱　泽泻二钱　前仁四钱。三味利膀胱小肠之热毒　柴胡三钱　升麻三钱　茯苓四钱　甘草四钱。四味调中解毒，升清降浊　竹叶　竹茹　水灯心引

黄氏曰：如结核胀痛未成穿漏者，前方中宜加大力、银花、远志、连翘，以解毒而攻散之。如在眼胞外穿者，前方中宜加苍术、苡仁、蒲公英、土苓，以健脾除湿。如在眼胞内穿者，前方中宜加黄芪、泡参、当归、生地，以养气血。

清空散　治眼漏初起，亦治天行火眼、头痛胀闷、生眵流泪等症。红胀时，先服此方，以去心肝邪热。

羌活四钱　柴胡四钱　粉葛四钱　防风三钱　川芎三钱　白芷三钱　薄荷三钱　菊花三钱　僵蚕三钱。九味散三阳经之风寒　黄连四钱　黄芩四钱　连翘三钱　栀子三钱　木通三钱。五味治心肝二经之热毒　五皮风　竹叶引

栀子金花散　治大眼角漏症，属于心肝之热毒，风火相煽。

黄连五钱，退心热　黄芩五钱，退肝热　栀子八钱，退心肝之郁热　黄柏三钱　木通四钱，解上下热毒　柴胡三钱，升清降浊　竹叶　灯心引

生地解毒汤　治小眼角漏症，属于小肠之热毒，上冲胞络。

生地八钱，泡汁　黄柏四钱　知母四钱。三味退相火　泽泻四钱

---

①　赤苓：《原机启微》作"赤芍"。

朱苓三钱　木通三钱。三味逐毒下行　连翘三钱　寸冬五钱　竹叶一束，清心热毒　竹茹　蒲公英　车前为引

人参漏芦散　治白天脓汁长流，夜来则稍好，名曰阳漏。黄氏曰：此属煎炙厚味所致，名曰肥积。

泡参三钱　生芪三钱　苍术四钱，童便炒　土苓一两　甘草四钱。五味调中气除湿热　黄连四钱　黄芩四钱　漏芦四钱　志肉三钱　粉丹三钱。五味解心肝之热毒　酒军三钱，逐毒热下行　羌活四钱　防风四钱。二味发散风湿　蒲公英　竹叶　车前引

加味四物汤　治夜来脓汁长流，天明则稍好，名曰阴漏。黄氏曰：此乃肾水不固，肾火上行所致，名曰龙火。

生地五钱　熟地四钱　当归三钱　枣皮八钱　白芍四钱。五味补肾固精　泽泻三钱　前仁三钱　怀夕三钱。三味清热除邪　肉桂五钱，行气化　黄柏四钱，清肾热　黑豆一把，引

王氏曰：漏睛之症，如脓汁流出带红者，宜用生地、熟地、粉丹、元参以补肾阴，又宜用寸冬、黄连、栀子、木通以泻心火。如脓汁流出带黑者，宜用熟地、红杞、雄片、破故子以温肾阳，又宜用朱砂、赭石、琥珀、柏仁以镇心火。如脓汁流出带黄者，宜用苡仁、白术、猪苓、土苓以除脾湿，又宜用黄连、寸冬、栀子、木通以泻心火。

胃风汤　治漏在眼胞外穿者，属脾胃湿热与心肝邪热。

苍术四钱，童便炒　苡仁八钱。二味除湿　石膏八钱　粉葛五钱。二味清热　独活三钱　防风五钱。二味驱风　土苓六钱　猪苓四钱。二味利热　黄连五钱　黄芩四钱　甘草三钱。三味除心肝邪热　竹茹　蒲公英　车前引

养阴清燥汤　治漏睛年久，常流浓泪。

泡参五钱　北味三钱　山药四钱　丹参四钱　当归四钱　白芍

四钱。六味养阴，阴足则水自上升而气平矣　生地五钱　寸冬五钱　百合四钱　百部四钱　玉竹四钱　石斛三钱。六味清燥，燥去则火随下降而血荣矣　毛根　桑叶引

黄氏曰：此治久漏流脓之的方，如服此方数十剂而不愈者，术其终穷矣。盖漏睛之症历年久，其中必有管，当用白丁香澄粉点入穿漏中，透净浊液，此方乃效。或兑阴丹眼药，点数十次，以去浊垢，亦妙。又曰：漏睛之症，由于风火所致。盖风为邪帅，降其帅则众不为虐而潜散；火为毒源，洁其源则流不待澄而自清。然后以千金托里散、养阴清燥汤，互为用以治之。且以岁月计之，无有不愈者矣。

经验方　治久漏不生口，生口又复发。

泡参一两　当归五钱　白芍四钱　白味四钱　山药四钱　丹参四钱　甘草三钱　糯米八钱。以上养阴　生地五钱　百合五钱　寸冬二两　石斛四钱　玉竹四钱。以上清燥　神曲八钱　苡仁五钱　泽泻五钱。以上除湿利水　蒲公英一两　银花二两　前仁一两五钱。以上解毒清热　独活八钱　荆芥四钱　前胡五钱。三味治心肝伏游之风。

如为丸，用糯米浆水、糖，每日服下一二两。

血热妄行症

傅氏曰：白珠不痛不肿，如血之红，或现一片，或现几点者，由于血热妄行，客寄肺膜所致，亦有因咳甚而血浸于肺膜者，皆因气逆不顺，火逼上行之故，宜用泻白导赤散治之。

泻白导赤散　治白珠不痛不肿，忽变红色。

金沸草六钱　桑根皮五钱　杏仁四钱　葶苈四钱　苏子四钱　枳壳五钱，童便炒，散逆气　黄连三钱　黄芩三钱　生地四钱　木通

四钱。四味清邪热　元参五钱，散氤氲之气　防风四钱，散伏热之风
甘草二钱　苏木　毛根　竹叶引

眦帷赤烂症

黄氏曰：赤胜烂者由于心之燥热所伤，烂胜赤者由于脾之湿热所伤，宜用导热除湿汤治之。

导热除湿汤　治眼胞眼弦赤红烂痒。

生地五钱　连翘三钱　土苓四钱　茯苓四钱　木通三钱　寸冬四钱。以上清心之燥热　苍术四钱　苡仁六钱　白术三钱　猪苓三钱　防风三钱　甘草二钱。以上治脾之湿热　大麦炒黄　荷叶引

黄氏曰：赤胜烂者，病在心经，宜用治心之药为君。烂胜赤者，病在脾经，宜用治脾之药为君。

女人逆经症

周生之曰：女人经期不行，血逆于上，以致眼目红赤，或生胬肉，宜用调经散治之。

张盖先曰：女人目珠作痛，如脉洪而弦，肝脉尤甚者，必属血滞，亦宜用调经散治之。

龚云林曰：女人经期不行，血滞于内，以致眼目红赤肿痛者，又宜用顺经散治之。

调经散　治经逆血热，眼红口干，或生胬肉等症。

归尾四钱　赤芍四钱　红花三钱　桃仁四钱　川芎四钱。五味破血行血　黄芩四钱　栀子二钱　大黄二钱　木通四钱。清①热下行　香附八钱，童便炒　羌活四钱　薄荷三钱。三味通气行血

---

① 清：据行文体例和内容，此上疑脱"四味"二字。

火葱　茜草引

顺经散　治经逆气滞、眼痛腹痛、或生血肉等症。

当归五钱　川芎五钱　酒芍三钱　红花三钱　桃仁四钱　元胡三钱　肉桂二钱。七味养血行血　小茴六钱　香附五钱　青皮三钱。三味导滞气　柴胡三钱　苏叶四钱　荆芥三钱　薄荷三钱。四味辛寒以散之　生姜引

周生之曰：女人行经之后，眼目涩痛，头目昏眩，或喜闭，或难开，由于素禀虚弱，去血过多所致，又宜用当归补血汤治之。

当归补血汤　治经行之后，血不荣目，干涩难开。

生芪八钱　当归五钱　加白芍三钱　川芎三钱　玉竹四钱　升麻二钱　柴胡二钱　甘草二钱　桑叶　毛根引

虾眼等症

张盖先曰：此症是肝火热毒蒸伤胆汁，游走肾经，上攻于目，所以瞳仁黑珠之间胀痛非常，突出于外，形如虾眼蟹眼，或如小豆大，或如枣核尖，或如蜂窝白皮之样。出于黑珠之上者，趁火毒未消，急急清火解毒，日夜调治，可以得愈，但愈后必有凸凹之痕。如出于瞳仁之中者，小则损光，大则丧明，何也？火毒攻入金井，神水为之混浊不分矣。以上等症，惟气血定而丝络冷，虽治亦莫可如何矣。今列治症三方，惟在医者审其病症之部位，病情之虚实，酌选而加减用之，则善矣。

洗肝泻肾汤　治肝肾实热。

胆草三钱　黄芩三钱　栀子四钱　大黄二钱。四味泻肝火　黄柏一钱　知母三钱　泽泻三钱　前仁三钱。四味泻肾火　郁金三钱　礞石五钱　槟榔三钱，醋炒　青皮三钱。四味下气化痰　枳壳三钱，米炒　甘草

二钱，调中以助药力　竹叶　车前　铁锈引

如有表症，加前胡、荆芥、北辛。如血虚者加生地，如气虚者倍加泡参。

滋阴解毒汤　治肝肾虚热。

生地五钱　广元参四钱　白芍四钱　当归三钱，以上养肝肾，清邪热　粉丹三钱　栀子四钱　前胡三钱　草决五钱。以上清肝胆之风热　石决五钱　戏石三钱。以上镇压逆气，化痰消障　竹叶　灯心引

王氏曰：如有心经之热毒为患，加朱砂、连翘。

养血解毒汤　治肝肾二经虚实兼有之邪热。

当归四钱　赤芍三钱　生地五钱，泡汁　元参五钱，以上养阴清燥　黄连二钱　黄柏三钱　黄芩三钱　知母四钱　前仁五钱，以上治肝肾之邪热　石决四钱　礞石五钱，以上去翳膜　槟榔三钱，醋炒　青皮三钱，消上下痰气　枳壳三钱，米炒　甘草二钱，二味调中土　铁落　锡灰　竹叶　毛根引

混睛障症

王子仙曰：此症初起，双目即赤肿狂痛，畏明生眵。二三日间，四围即起膜障，红白不等，拥蔽黑珠，此属脏腑之风火毒热所致。急用菊花通圣散，大剂频频进之，缓则难治。无表症者，又宜用通气利中丸，或合大承气汤，大剂频频进之。俟病势稍退，然后按轮调治，方可保全。不然，眼目定然有损伤矣。

混睛障、聚星障，二症皆由脏腑之风火毒热所致。遇此症者，宜合观其治法。

菊花通圣散　即防风通圣散，加菊花、羌活、刺蒺、黄连而名之也。有表症者，用此方以治之。

麻黄六钱　防风五钱　荆芥五钱　薄荷五钱。四味发散风寒
大黄八钱　芒硝六钱。二味利后阴　滑石六钱　栀子五钱。二味利前
阴　石膏一两　桔梗五钱。二味清肺胃之热　连翘五钱　黄芩五钱。
二味清心肝之热　赤芍五钱　当归四钱　川芎三钱。三味和肝血　白术
三钱　甘草二钱。二味调胃气　加羌活四钱　黄连五钱。二味散风热
刺蒺五钱　菊花四钱。二味散浊障

张子仙曰：如胀甚者，加葶苈一两、枳实八钱，以破而下
之。如血瘀紫浊者，加三棱五钱、文术四钱、郁金五钱，以破
而逐之。如胸膈积滞者，加麦芽、楂肉、姜黄、枳实，以消
导之。

黄庭镜曰：症之最急者莫如风火，风火交战，宜用菊花通
圣散，合表里而两解之。此方并治风火邪毒久留目中，微红生
眵等症，宜为丸散，日日服下，以逐其毒。

通气利中丸　治气滞热盛，眼目胀痛。

羌活三五钱　白芷三五钱　黄芩一两　滑石一两　大黄八钱
丑牛六钱　白术三钱

如红丝血肉紫黑者，加桃仁、红花、蒲黄、三棱之类。如
热结者，合大承气汤用之，加毛硝、枳实、厚朴。

黄庭镜曰：气滞者不通，中实者不利，不有以治之，则亢
阳上腾，害目之前驱也。故用羌活、白芷之辛，利诸节而行其
滞；黄芩、滑石之寒，胜诸热而去其实；大黄、丑牛之苦，泻
二便而利其中。白术一味，合①胃气而保养之。如有利别症，
仍照菊花通圣散加法治之。

---

① 合：通"和"，指平和。

聚星障症

王子先曰：此症一起，赤肿胀痛，热泪交作，白珠变成红肉，周围胬起，黑珠即生云翳，或三四颗，或二三颗，或生钉翳，或出蟹眼。此皆脏腑之风火毒热所致，凶恶之极矣。治法宜用芍药清肝散，合脏腑而两解之。

芍药清肝散　治眼疾暴发，酷热非常，体实者用之。

白术三钱用苡仁亦好、甘草三钱，二味扶其胃；胃气扶，则荆芥四钱、防风三钱、柴胡四钱、苏荷四钱、川芎三钱，五味可以升而散之。当归三钱、芍药三钱，二味固其阴；阴血固，则前胡四钱、桔梗四钱、栀子四钱、黄芩五钱、滑石五钱等味可以清而导之。石膏一两、知母四钱，二味荡实热。大黄二钱、芒硝三钱，二味净脏腑。五皮风、竹叶、车前引。

如寒滞者，加火葱、麻黄。胀甚者，加葶苈、槟榔。红甚者，加文术、蒲黄。如下之不通者，加甘遂、枳实，或用巴豆二钱去油、大黄四钱，同为浸湿冲烂用之，无有不通者矣。如阴虚者，加地黄、当归、麻仁各一两以治之，或加蜂糖、麻油各一两，兑入药中服下，均妙。

如风热之毒，只在脏中而未溢于腑者，又宜用上清散治之。

上清散　治暴发赤肿，风热溢于上焦之症。

麻黄五钱　杏仁四钱　薄荷四钱　石膏一两。四味平上焦之风热黄连三钱　黄芩三钱　连翘六钱　栀子五钱。四味除上焦之毒热　桔梗三钱　葶苈三钱。二味散滞气　郁金三钱　山苓三钱。二味破滞血　甘草三钱，调和诸药。

方中加柴胡、荆芥亦妙，火葱、竹叶、桑皮引。

肉瘤症

傅氏曰：此症隐起于眼胞内之巢中，初起如豆，后则渐长渐大，或成红缕，或成红垠，缘于风毒痰气湿热伤乱气血，以致气血与湿热风痰混结而成此形也，急用防风散结汤治之。如久，则气血凝定，难为治矣。

防风散结汤 治肉瘤凝结于眼目内外之上下。

防风六钱　羌活三钱　前胡四钱　花粉四钱　独活四钱。以上消风、化痰、利气　苍术五钱　土苓八钱。以上除湿利热　归尾三钱　红花三钱　赤芍四钱　苏木三钱　防己四钱。以上破血行血，散结导滞　黄芩　甘草以上消热解毒

王子先曰：在上眼胞内之巢中，由心肝受邪所致，前方中加柴胡、黄连。在下眼胞内之巢中，由脾胃受邪所致，前方中加粉葛、石膏。如在眼胞外上起一垠者，前方中加礞石、大力、升麻、槟榔，去归尾、红花。

张盖先曰：此症如久，攻散难消，可翻开眼皮，用银针挑破血出，点以沙香丹，或硼砂一味以化之。内服防风散结汤，加酒炒大黄、芒硝、天丁、蒲公英以散之。如因循不治，长至如桃如杯，不可治矣。如加胀痛，命亦且不久矣。大人小儿皆有此症，初起急宜治之，勿以为小恙而忽之也。

沙香丹

硇砂一分，白丁香二钱，即麻雀粪，澄粉兑点。

或用硼砂研细，点入以化之。或用乌梅肉煅①过存性，点入以化之。或用巴霜炒黑存性，兑入沙香丹内，点入以化之。

---

① 煅：当是"煅"字之误。

如在眼胞外上现者，初起宜用丁疮丸擦之，隔蒜法灸之。或用蒲公英、山慈菇、王不留行、火葱等味，捣汁浆以抹之。内服药以散之，无有不愈者矣。

隔蒜灸法

用大蒜切破几片，如红钱厚，贴患处，用艾火灸蒜上，或用灯火灸蒜上，亦可。如热，又换蒜片贴上灸之。多灸数次，或每天灸二到①，自然结核消矣。灸后，宜用蒲公英浆汁擦之，或用山慈菇末水擦之，或用火葱汁擦之，或用马前子末水酒擦之，均好。内服之药，宜健脾除湿，利热解毒，消风化痰之品治之。

拳毛倒睫症

周文永曰：此症皆由目疾不治，因循日久，以致脾肺肝三经风邪深入，故尔皮松弦紧，毛②渐倒扫瞳仁，令目不爽。时时用巾擦眼，兼之泪湿不干，以致弦烂云生。先宜用芩连荆防散治之，以去内热风邪；后宜用参芪以补中气为主，佐以辛味疏散之药，切勿杂以酸涩收敛之品，外用紧皮膏治之。

芩连荆防散 治拳毛倒睫，泪湿不干。宜先服、连服五六剂，方可见效。此方宜红丝满目，泪湿不干服。

黄芩四钱 黄连二钱 栀子三钱 石膏八钱 甘草三钱。以上清脾肺肝之热 荆芥三钱 防风三钱 川芎二钱 白芷三钱 蔓荆三钱 羌活二钱 藁本二钱 菊花五钱。以上除风邪，升清气 木贼三钱 蒙花三钱 大力三钱。以上散云翳 苡仁五钱 麻子三钱，除湿健脾，

---

① 二到：方言词语，谓二次。
② 毛：此上脱"拳"字。

润燥除风　沙参四钱　元参三钱，养肺清燥　生姜　竹茹为引

服此方清热除风，后又宜服升阳益胃汤，以固中气，升清降浊，则拳毛自不向内而向外矣。

升阳益胃汤　治拳毛倒睫之主方。

泡参五钱　黄芪六钱　白术四钱　甘草三钱　陈皮三钱　苡仁五钱　云苓五钱　泽泻四钱。以上补气健脾，除湿利水　羌活二钱　柴胡二钱　防风二钱　僵蚕二钱　升麻二钱。以上除风升阳　黄连一钱　黄芩一钱。以上清余热　菊花八钱，生清降浊　生姜　白米竹茹引

外治紧皮膏　治拳毛倒睫外治之主方。

石燕一对火烧，童便炙三次、五倍子五钱、石榴皮五钱、明矾三钱、黄连三钱、铜绿二钱。以上六味煎出浓汁。再入阿胶三钱、鱼胶三钱、乳汁二钱、元粉一钱、白蜜一钱微火煎化成膏，再用水银三钱、麻油二钱。

共为研化，方入前膏内，搅匀成膏为度。用笔蘸膏，敷在眼弦皮外，将所倒之眼毛拨出，粘膏上。每天涂三次，干而又敷，毛自出矣。轻则三十日可愈，重则五十日毛向外生。此乃外治，必兼上内服之药，乃得收效。如此膏一时无有，即用阿胶、鱼胶炖化，敷在眼弦上亦可。

又外治方。用银夹拔去拳毛，以人身上虱子血点上拔毛处，多点为善。或用石燕末水涂眼弦内外上下，亦善。此法拔一次，可管旬日。每到十数日，又拔一次，则眼目必清爽，云翳必不蒙厚，眼泪必然不生。兼服药以治之，必不至于丧明矣。

周氏曰：此法最善，大宜贫苦之人。

又外治方。用秤子草茎，或狗尾草茎蘸水，拨出所倒拳毛，即用手大指二指，捏草茎扯去拳毛倒内几根，使不刺眼珠为妙。

扯后用木鳖子、古钱末水涂眼弦内外，甚良，此乃古人外治之法也。此法较之翻转眼皮，刺出毒血，用黄鳝尾血兑牯古牛汁点之更善。内服之药，宜照脾肺肝三经除湿清热，消风解毒治之。如久服，则贵用健脾土，补肺气，养肝血，以固根本，而以拨邪之药佐之。今列二方以为式。

除湿清热汤 治拳毛倒睫之属于实者，用此方治之。

苍术三两　厚朴一两　陈皮一两　粉葛一两　石膏三两　知母一两　元明粉二两。以上除湿清热，脾不受困矣　桔梗一两　枇杷叶二两　紫菀二两　兜铃二两　阿胶一两五钱　桑根皮一两。以上清肺养肺荆子一两　北辛八钱　白芷二两　防风六两　菊花一两　柴胡一两刺蔾一两　前胡一两　黄连一两　黄芩一两　大黄八钱　栀子一两五钱。以上除肝风，清肝热，兼以消脾肺二经之风热

用水糖为丸，计重一两多一个。每到服一个，每天服三二次，蒲公英泡水嚼下，淘米水亦可。

补和清毒丸 此治拳毛倒睫之属于虚者，用此方治之。

生芪二两　苡仁二两　云苓一两　白蔻一两　土苓一两。以上补脾土，利湿热　天冬二两　寸冬二两　桔梗一两　阿胶一两　泡参三两　冬花一两　百合一两，以养肺清肺　柴胡一两　前胡一两　防风二两　北辛六钱　菊花二两　刺蔾二两　大力一两　僵蚕一两　黄芩二两　羚羊角一两　甘草一两。以上除肝胆风热，兼治脾肺二经之风热

用米糖蜂为丸，计重一二两一个。每到服一个，每日二三次，姜开水或淘米水嚼下。

如虚实兼有，宜照前二方加减为丸治之，或作煎剂服下亦可。但要以日月计之，非多服不能治此症也。

附：夹治法　外治方。

用竹一片，长一寸二三分，宽一分，正中平破，不可削去

边锋。一头先扎紧，一头搬开，将患眼胞皮安置其中，用手捏住一头，教他眼睛漫挣漫闭，细看眼睫拳毛。向内者尽行向外，方可着力捆紧其夹外之肉。碾远志、半夏面，调麻油敷上。但两头宜留线缝，以通血气，不然则肿。如肿，用生地、归尾汁搽肿处，俟七日后肉干作痒，方可去竹夹。上夹时，内宜服行气、行血、清热、导滞、攻散、逐瘀等药以治之。去夹后，宜健脾补气，养肝血，驱伏风，以拔其根。

补养托邪方 治拳毛倒睫之后方，先服芩连荆防散，后服升阳益胃汤。

苡仁一两　苍术五钱　云苓五钱　甘草三钱。以上理脾除湿　天冬五钱　寸冬八钱　泡参六钱　桔梗四钱。以上养肺清热　白芍八钱　生地五钱　前胡六钱　僵蚕四钱。以上补肝消风　黄泥　桑根皮绿豆引

如有浮热，加丹皮、栀子、黄芩之类。如有云翳，加菊花、刺藜、虫蜕之类。如有忧郁，加柴胡、薄荷、香附之类。如中气虚弱者，加生芪、白术以升之。

张氏曰：拳毛倒睫之症，一由风热，一由湿热，一由气虚下陷。治法，宜按脾肺肝三经用药。

葛根饮 治拳毛倒睫初起，服下即愈。

葛根八钱　甘草三钱　升麻五钱　生芪五钱　黄芩五钱　防风四钱　蔓荆四钱　北辛二钱　柴胡三钱　白泥引

外治拳毛倒睫方

一方：用木鳖子冲烂，布包塞鼻，左眼塞右鼻，右眼塞左鼻。

一方：用石燕二三个烧红，醋淬六七次、五倍子七八钱、黄连三钱、石龙骨四钱五钱，共为打面，用牛胶水调和，搽眼胞倒

睫上以紧其皮，使眼毛向外。

脾肺肝总方　治拳毛症，兼可治烂弦风眼，宜红丝退后服。

白术二两　苍术二两　苡仁三两　粉葛二两　黄芪三两　石膏三两　土苓三两　泽泻二两。八味健脾补气，利湿清热　泡参三两　阿胶一两　寸冬二两　百合三两　冬花一两　元参一两　天冬一两。七味补肺清热　升麻一两　柴胡一两　前胡一两　荆芥一两　防风一两　荆子一两　白芷一两　菊花三两　刺蔾二两　木贼一两　虫蜕一两　胆草二两　黄芩一两　白芍二两　当归二两　川芎一两　粉丹一两。以上十七味除毒清热，养肝血，散云翳　大黄一两　滑石二两　木通一两。三味引湿毒，从前生阴而走　桔梗二两，引上引下以解毒　枳壳二两　甘草二两，调脾胃以助之

米糖、水糖为丸，每日开水送下二两，日服二三次，调理半年可愈。

黑珠突出症

周氏曰：此症由于肾水热、肝血燥、风火上炎所致，先宜用逐火镇逆汤治之，后宜用清火归元汤治之。

逐火镇逆汤　治风火上炎，黑珠突出。

黄芩六钱　黄柏三钱　胆草八钱　大黄二钱。以上清肝肾火　全虫二钱　僵蚕二钱　前胡四钱。以上消风　乌梅五钱　白芍五钱　青皮三钱。以上收平逆气　赭石五钱　滑石五钱。二味逐火下行　铁飞一二两　前仁　牛膝引

时时服下。外用硼砂化水，兑冷茶冷水，俟病人仰卧，时时淋入眼珠，即效。

清火归元汤　治风火上炎，黑珠突出。

生地五钱　知母四钱　白芍五钱　黄芩四钱。以上清肝肾热　乌梅

六钱　木瓜三钱　北味二钱。以上酸以收之　礞石四钱　石决五钱　石燕四钱　铁锈六钱　赭石四钱。五味清热化痰，镇摄归根　郁金四钱，下逆气　菊花八钱，解毒明目

如是痘后突出，加绿豆、赤小豆、黑豆、甘草、银花。

外用煅硼砂三钱、枯矾一钱，研细，点入眼内。如有云翳，加白丁香二钱、硇砂一分，兑入点眼亦好。

加味解毒汤　治风火上炎，眼珠胀出，亦治胬肉肿胀等症，此方体实人宜之。

黄连三钱　黄芩四钱　栀仁五钱　胆草四钱　木通五钱　滑石八钱　青皮五钱　郁金五钱。以上清心肝毒热，下心肝逆气，从前而出　石膏一两五钱　知母三钱　枳壳八钱　葶苈八钱　大黄四钱　芒硝一两。以上泻脾肺毒热，下脾肺逆气，从后而出　礞石八钱　赭石八钱　石决八钱。三味镇坠邪气　灯草壳　萝卜子炒热，童便冲服，引

卷下

内障总论

张盖先曰：内障之症，不红不肿，不痛不痒。初起之时，人多不觉，或有一二红丝，从气轮而起，或从血轮而来者。间或几天觉清亮，几天觉昏蒙者。又有时而现干涩，时而流冷泪者。又有黑珠现黄白，瞳仁变昏浊者。及其历年之多也，则有如薄纱笼者，有如乱发绕者，有如花飞者，有如雾起者，有如蚊飞者，有如蛛悬者，眼前往来，上视则上，下视则下。又有瞳仁大小，金井缺陷者，又有瞳仁为之变青、变黑、变乌、变绿者。种种病源，皆属内障。障者，遮也，即病也。辨之不易，治之亦难。眼科诸书，有言是脑脂下流，遮掩瞳仁者；又有言是白膜内生，遮隔瞳仁，多用针法以治之。

张盖先曰：此法最神，但精此术者，世无几人。病目者，勿轻为粗工所误。及考各家所注，多有言是肾水不足，宜补肾水；又有言是肾火不足，宜补肾火；又有言是肺气不足，宜补肺气。及观其执补法以为治也，多不见效，且有治之而愈昏蒙者。后阅傅氏、马氏、张氏、熊氏四家议论，俱言瞳神者，乃五脏六腑之精华所结而成也。其源发于肾，其窍通于肝，内必有脉道孔窍，上通于目而发光明，一如地之井泉脉道，流通于中而清光大来，一有瘀滞，则水路蔽塞矣，清光其可得乎。盖肝开窍于目，肝主怒，怒则火郁，火郁则痰生，痰生则肝胆之脉道不通，而通明之孔窍遂蔽，此内障之所由来也。亦有因人事不顺，郁气不舒，以致郁火伏藏，痰涎时生，流滞于通明之孔窍而起内障者。亦有因酒肉厚味，生湿生痰，流滞于肝胆二经而起内障者。亦有因脾胃虚弱，生湿生痰，流连于肝胆之中而起内障者。又有因于火眼过后，余毒未净，昏蒙时起，郁气时生，以致痰火内伏于通明孔窍而成内障者。医者不探其源，不达其理，只言是水虚、火虚、气虚所致。如谓是肾水虚，何以阴虚之人病至笃时，亦能看见人物？如谓是肾火虚，何以阳虚之人病至危时，亦能看见人物？如谓是肺虚，何以气虚之人病至脱时，亦能看见人物？由此推之，可知肝肾二经，通明之孔窍，无邪以蔽之，则眼目必明。专是科者，细看瞳仁颜色，如黑则属肾邪，如蓝如绿者则属胆邪，如青如乌者则属肝邪，如黄如白者则属脾与肺之邪浸淫于肝肾二经之道路也。次问病人所见，如何物样，如何颜色，再问起于何因，以及年日远近，岁数大小。果属虚耶，则以补剂投之，便可直入肾经，转暗为明。如因痰气阻滞，一投补剂，必然愈昏而且蒙矣。治此症者，当先审其所因，审其虚实，然后用药以治之。如涉于虚者，兼以健脾、化痰、活血、理气，佐以掀发去障之药，斯无助邪害正之弊，则内障虽云难治，亦可以少尽病情矣。此论留心谨记。

内障等症采集于后。

瞳仁散大症

此症专言金井散大，明处斜视风轮，只窄一周，则一周如线也。有因郁热熏蒸所致者，有因风火攻击所致者，有因怒气所致者，有因癖酒所致者，有因厚味所致者，有因痰厥所致者，有因肾水枯、胆汁干、内热生风所致者，又有因偏正头风不时发作所致者。如此等症，皆能激散真气，暗生痰火，以致雷火巽风交相亢害，神膏因而游走散大。如散大日久，光明不见，则气血已定，难为治矣。治此症者，当先审其所因。

如因郁热熏蒸所致者，宜用芍药三黄散治之。

芍药三黄散 治郁热熏蒸，瞳仁散大。

芍药八钱　郁金四钱　黄芩五钱　黄连三钱　黄柏四钱　大黄二钱，酒炒

如血虚，加地黄六钱，竹叶、李树根引。

如因风火攻击所致者，宜用防风三黄散治之。

防风三黄散 治风火攻击，瞳仁散大。

防风八钱　黄连四钱　黄芩四钱　大黄一两　栀子四钱

如血虚，加地黄八钱，荷叶、竹叶引。

如因郁气所致者，宜用羚犀逍遥散治之，或用调气汤治之。

羚犀逍遥散 治郁气不舒，瞳仁散大，亦治怒气所致。

柴胡三钱　当归四钱　白芍四钱　白蔻三钱　茯苓四钱　香附五钱　薄荷二钱　僵蚕三钱　羚角四钱　犀角四钱，同挫末，兑服甘草二钱　桑根皮　竹叶引

调气汤 治同前症。

生地五钱　白芍五钱　当归三钱　黄芩三钱　知母三钱。以上养阴清燥　香附五钱　青皮五钱　枳壳四钱　陈皮四钱　郁金三钱。以上舒郁导滞　僵蚕五钱　荆芥四钱。二味祛风　茯苓三钱　甘草三钱，调和中下　桑根皮　竹叶引

如因癖酒所致者，宜用葛花解醒汤治之。

葛花解醒汤 治癖酒所伤，瞳仁散大。

葛花一两　枳椇子一两，即拐枣子，无子用皮、叶。二味解酒毒　砂仁二钱　蔻仁二钱　神曲三钱　陈皮三钱　广香二钱。五味行气滞　泽泻四钱　云苓五钱，利酒毒　生术三钱　均姜三钱　苡仁三钱　甘草二钱。四味理中除湿　竹叶　车前引

如因厚味所致者，宜用泻黄散，加味平胃散治之。

泻黄散　治厚味所伤，瞳仁散大。

藿香四钱　甘草三钱，香甘以醒脾　石膏二两　栀子五钱，苦寒以泻火　山楂一两五钱，炒，专除厚味　毛硝泡水　大黄三钱，推薄积热防风四钱，去脾中之伏火　枳实五钱，逐积下行　千脚泥引

加味平胃散　治同前症。

苍术八钱，去酒毒　厚朴五钱　陈皮四钱。二味消湿热积聚　甘草二钱　苡仁五钱　猪苓三钱　云苓四钱。四味调脾胃利湿热　生姜竹茹引

如因痰厥所致者，宜用二陈汤加味治之。

二陈汤　治痰厥上逆，瞳仁散大。

陈皮三钱　法夏四钱　茯苓三钱　甘草二钱　加花粉四钱枳实五钱　礞石五钱　天麻四钱　青皮三钱　竹沥　姜汁引

张盖先曰：痰厥之症，头身俱重，胸胁胀满，或咳嗽多痰，或气粗痰喘，时或呕吐痰涎，或时头旋眼黑。有此等症，方为痰气厥逆，瞳仁散大，治者当为细辨之。

如因肾水虚、胆汁干、内热生风所致者，宜用归芍地黄汤治之，或用滋阴养血汤治之。

归芍地黄汤　治肾虚胆热，瞳仁散大，亦治瞳仁缩小。

生地一两五钱　熟地一两，养阴补肾　白芍八钱　当归八钱，养血补肾　粉丹五钱　栀仁三钱，清肝虚热　黄柏三钱　知母三钱　泽泻三钱，利肾邪热　枣皮四钱　北味四钱，收敛神光　生黑豆　柏树子炒黑，引

如治瞳仁缩小，宜去北味、枣皮。

滋阴养血汤　治肝肾两虚，邪热内生，瞳仁散大。

红杞二两　生地三两。滋①阴　玄参一两　泽泻一两。二味清肾

---

①　滋：据行文例和药物功效，此上脱"二味"。

邪热　粉丹一两　前仁一两　当归一两　枣皮一两。四味养肝清热

柴胡一两　青皮一两　白蔻二两　云苓二两。四味升清降浊，助药性之

上下分布　枣皮二两　北味一两五钱　草决三钱　白芍一两五钱。四味

收摄神水　内仁三两　黑芝麻二两。二味润燥养神　礞石一两五钱　石

决三两。二味镇摄妖氛，化痰明目

为丸，每日送下一二两。

傅氏曰：如散大而有清亮之色者，直收瞳仁为主，而略加抑邪之药以佐之，则光明可复。如散大而有昏浊之色者，当以揭障丹，加石决、槟榔、磁石之品治之，略加收摄神光之药以佐之。若是先攻内障，后收瞳仁，则瞳仁愈散而难收矣。

张氏曰：散大之症，多由风、火、湿、热、痰气之所攻击而致也。淡绿淡蓝者属胆邪，淡青淡乌者属肝邪，淡白属肺邪，淡赤属心邪，淡黄属脾邪，淡黑属肾邪，法宜按经用药，而以肝肾为主。

至于头风一症，攻散瞳仁，尤为祸福所关，故多集方论，以备酌用。

天麻白芍汤　治头风攻击，瞳仁散大，虚者宜之。

广元参一两　生地一两。二味补肾水　知母二钱　黄柏二钱。二味清肾热　白芍八钱　当归三钱　枣仁三钱。三味养肝血　青黛二钱粉丹二钱。二味清肝热　明天麻二两　前胡八钱　僵蚕八钱。三味驱风茯苓四钱　泽泻三钱。二味引邪下行　荷麻根　五皮风　毛草根引

天麻苍耳汤　治头风攻击，瞳仁散大奇方。

明天麻二两　苍耳一两　牛荆条根皮一大把　荷麻根一把

白水煎服，或用猪头肉炖服，更妙。

提毒丹　外治头风。

羌活一两　北辛一两　苏荷二两　苏叶二两　白芷一两　大黄

二两　麦面一大把　火葱一把　五皮风一把　陈艾一把

共为捣烂，用火酒合成大丸二三个，炖热滚头目，冷则换一丸滚之，滚时要避风邪，多滚甚妙。此乃外提风毒之一法也，此法较之用磁针刺头面青筋出血，以除风毒，更善。

张氏曰：瞳仁属肾，肾水固则气聚而不散大，肾水枯则相火炽而散大。如散大能见灯火者，尚可治，否则难治矣。

采黄氏左右偏头痛方论

黄氏曰：左边头痛者属风胜，兼血燥与火冲。右边头痛者属气胜，兼火冲与痰滞。初起，宜用神应散治之。

神应散　治初起左右偏头痛，神效。

石膏一两五钱，泄风热　草乌五钱，用甘草、绿豆先同煨一二时，倾去毒涎，然后入众药中同煨　天麻四钱，散风痰　川芎三钱　防风三钱　刺蒺三钱　北辛一钱　白芷三钱　菊花三钱。六味宣风气　当归五钱，以活其血　甘草四钱，以缓其风　牛荆条根皮一大把，引

外治二方

一方：先用艾火葱熨头患处。

二方：用炒米、炒盐熨额角两处，多熨为妙。

黄氏曰：如左边①风，脉浮数有力，心烦口苦，目红狂痛，泪热如汤，或二便不利，宜用逐客饮或导赤各半汤治之。

逐客饮　治左边头痛，目红头疼，热泪交作等症。

元参五钱　泡参三钱　当归五钱　地黄一两。四味养血清燥　柴胡五钱　羌活三钱　藁本三钱　北辛二钱　防风三钱。五味升散风邪　赤芍三

---

①　边：《目经大成·左右偏头风》作"偏"，义长。下文"如右边风"，亦同。

钱　红花三钱　黄连三钱　黄芩三钱　大黄二钱。四味清邪逐热

如有翳，加青皮、刺藜、虫蜕、胆草、竹叶、车前引。

导赤各半汤　治症同前。

黄连三钱、犀角二钱末水、栀仁三钱。三味治心热。黄芩四钱、寸冬四钱、知母三钱。三味清肺热。滑石五钱、甘草二钱利热，从小肠而出、泡参三钱、茯苓四钱、生地一两以补心血而养肝木，加独活五钱用以祛风、菊花四钱，水灯心引。

黄氏曰：利热补血，血旺而风自息矣。

黄氏曰：如右边风，脉浮数有力，心热口渴，眼胞浮肿，二便不利，宜用通气利中丸、凉膈散治之。

通气利中丸　治右边头痛，眼目浮肿，红赤热泪，二便不利，此方主之。

羌活五钱　白芷六钱。二味通开、导滞、出邪　黄芩五钱　滑石五钱。二味寒胜热　大黄四钱　丑牛五钱。二味苦利热　白术四钱，和胃气　牛荆条根上皮一把　荷麻根引

凉膈散　治症同前。

连翘六钱　竹叶一把　荷叶一把。三味升散于上　大黄三钱　芒硝四钱，每到加入　甘草二钱。三味推薄于中　黄芩三钱　栀仁四钱。上清下行　生蜂糖兑服，引

黄氏曰：无论头痛左右，如服攻散之药不效者，此阳气于土木中藏之，而会于头上，因阳虚而风邪中之所致。如误攻与散，风寒之气，必转甚而不可触近①，宜用大建中汤治之。

大建中汤　逐冷散逆，回阳补土，使中气大建而头痛顿除。

---

①　可触近：原作"敢摩浊"，于义未通。据《目经大成》卷三《大建中汤》改。

川椒三钱　均姜六钱　人参五钱　饴糖五两。分三次放入药中
白米　灶心土引

附：徐氏治多年偏正头风疼痛妙方

陈茶叶煎

陈茶叶七钱　黑豆七十个　元参三钱　灯心七十寸　银花五钱。
以上滋阴解毒　蔓荆子三钱　防风三钱　天麻三钱　川芎二钱　辛夷
花二钱。以上祛风解毒

外用土苓四五两，煎汤取汁。煎以上药味，服下，轻者即
愈，重者不过二剂。

附：经验方　治头风疼痛，眼目红肿，黑珠昏蒙等症。

元参五钱　生地五钱　生芍四钱　川芎三钱　前胡四钱　蔓荆
四钱　防风三钱　天麻六钱　黄芩六钱　草决一两五钱　菊花五钱
赤苓二两　陈茶三钱　黑豆五十个　银花叶一把　灯心二钱，引

此方即陈茶叶煎加味治之也，加生地、生芍、前胡、黄芩、
草决、菊花，只少辛夷花一味。

采舒驰远、傅仁宇分六经治头痛方论

舒驰远曰：太阳经头痛，痛连后脑，宜用桂枝麻黄汤治之。

傅仁宇曰：太阳经头痛，痛胜后脑，或夜热，或恶寒，宜
用羌活芎芷汤治之。

舒氏桂枝麻黄汤　治太阳头痛。

桂枝五钱　麻黄六钱　羌活六钱　藁本八钱　甘草二钱　生姜
火葱引

傅氏羌活芎芷汤　治太阳头痛。

羌活四钱　川芎六钱　白芷八钱　藁本五钱　麻黄四钱　桂枝
四钱　防风四钱　杏仁三钱　陈皮三钱　半夏四钱　云苓四钱

甘草二钱　生姜　火葱引

有热，加黄芩、薄荷。

舒驰远曰：阳明经头痛，痛在前额更甚。表症用葛根汤，里症用白虎汤治之。

傅仁宇曰：阳明经头痛，痛胜前额，或身热，或口渴，宜用葛根白虎汤治之。

舒氏葛根汤　治阳明头痛，属表症，表症属寒。

葛根二两　升麻一两　白芷八钱　甘草三钱　生姜引

舒氏白虎汤　治阳明头痛，属里症，里症属热。

石膏三两　知母一两　甘草四钱　竹茹引

傅氏葛根白虎汤　治阳明头痛，属表里兼有症。

葛根一两　升麻八钱　白芍五钱　白芷五钱　石膏二两　薄荷五钱　陈皮三钱　半夏三钱　云苓三钱　甘草二钱　竹茹　千脚泥引

舒驰远曰：少阳经头痛，痛在两侧更甚，宜用柴胡汤治之。

傅仁宇曰：少阳经头痛，痛胜两侧，或寒热往来，或时发呕恶心，用柴胡二陈汤治之。

舒氏柴胡汤　治少阳头痛。

柴胡一两　半夏四钱　黄芩四钱　前胡八钱　甘草三钱　陈皮三钱　云苓三钱　生姜　竹叶引

傅氏柴胡二陈汤　治少阳头痛。

柴胡一两　薄荷四钱　蔓荆五钱　北辛二钱　川芎三钱　云苓三钱　半夏三钱　陈皮三钱　甘草二钱　生姜引

舒驰远曰：太阴经头痛，绵绵不休，或兼腹痛，或时自利，或手足自温，多因湿与痰气壅塞胸膈，蔽阻阳气所致，宜用黄芪二术汤治之。

傅仁宇曰：太阴经头痛，其痛绵绵，或兼腹痛，或时自利，或腹满少食，宜用苍术汤治之。

舒氏黄芪二术汤　治太阴头痛。

黄芪五钱　白术四钱　苍术四钱　砂仁三钱　半夏三钱　均姜三钱　甘草二钱　陈皮三钱　升麻三钱　荆子三钱　生姜　胡椒引

傅氏苍术汤　治太阴头痛。

苍术八钱　升麻五钱　白芷三钱　川芎三钱　白术四钱　陈皮三钱　半夏三钱　云苓三钱　均姜四钱　甘草三钱　生姜引

舒驰远曰：少阴经头痛，其痛如劈，重不可举，或身重，或懒言，此由寒阻真阳，不得上达，以至阴邪潜犯至高之处，宜用驱阴扶阳汤治之。

傅仁宇曰：少阴经头痛，其痛如劈，头重难举，或肢冷，或但欲寐，宜用细辛汤治之。

舒氏驱阴扶阳汤　治少阴头痛。

生芪八钱　白术五钱。二味扶阳　肉桂三钱　均姜五钱。二味祛阴　雄片五钱，祛阴　破故纸三钱，扶肾阳　蔻仁三钱，扶胃阳

如是阳虚，加鹿茸①一二钱。

傅氏细辛汤　治少阴头痛。

细辛三钱　雄片四钱，盐炒　独活四钱　川芎三钱　白芷三钱　陈皮三钱　半夏三钱　云苓四钱　肉桂三钱，盐炙　甘草一钱　葱白引

如阴虚，加熟地一两。

舒驰远曰：厥阴经头痛，痛在脑顶。如症兼腹痛拘急，四肢厥逆，由于阴火上行，地气加天所致，法宜助阳逐阴汤治之。

---

① 茸：原作"茸"，误。

如症兼口苦咽干，恶热喜冷，此为血燥生风，风火相煽，上攻头顶故也，宜用驱阳滋阴汤治之。

傅仁宇曰：厥阴经头痛，痛在脑顶。如症兼四肢厥逆，呕吐痰沫，宜用吴茱萸汤治之。如症兼口苦作酸，起立昏昧，又宜用二胡栀连汤治之。

舒氏助阳逐阴汤　治厥阴头痛，属于阴邪上逆之症。

吴萸八钱　川椒二钱　均姜五钱　雄片四钱。四味逐阴邪　生芪三钱　白术三钱　砂仁三钱　半夏二钱。四味助阳气　生姜引

舒氏驱阳滋阴汤　治厥阴头痛，属于阳邪上攻之症。

生地一两　白芍八钱　当归三钱　柴胡三钱　黄连二钱　黄芩三钱　胆草三钱　僵蚕三钱　全虫三钱　甘草

傅氏吴茱萸汤　治厥阴头痛，四肢厥逆，呕吐痰沫，属阴邪。

吴萸八钱　川芎四钱　白芷四钱　雄片二钱　陈皮三钱　半夏三钱　茯苓三钱　甘草二钱

傅氏二胡栀连汤　治厥阴头痛，口苦作酸，起立眩①昏，属阳邪。

柴胡三钱　前胡三钱　白芷三钱　川芎二钱。四味除风　栀子五钱　黄连四钱　前仁四钱　甘草二钱。四味清火，从前阴而出　竹叶车前引

附：黄庭镜雷头风痛方论

黄氏曰：雷头风痛，有大小之分。而其病源，由风寒伏于三

---

① 眩：原作"眩"，形近而误。

阳，留而不去，壅逆生热①，头为阳首，发为厥痛。其症初起，憎寒壮热，头目肿痛，两耳如雷声，或二便燥结。声大者害速，声小者害缓，三四日中入目者，目必损坏。如目坏而痛不少歇，命其危矣。此症如再传入脑户，兼之手足冷、爪甲青者，死不可治。初起不问②为火、为风、为痰与脉之虚实，速与大承气汤，或三黄祛热汤。如兼有表症，即进防风通圣散治之。

大承气汤

大黄二两　芒硝八钱　厚朴六钱　枳实六钱

二③黄祛热汤

黄连四钱　黄芩五钱　大黄五钱　川芎三钱　薄荷四钱　连翘四钱　栀仁四钱　花粉四钱　车前引

防风通圣散

防风四钱　麻黄四钱　荆芥五钱　薄荷五钱　大黄四钱　芒硝五钱　石膏六钱　滑石六钱　栀子四钱　连翘四钱　黄芩四钱　当归三钱　川芎三钱　白芍三钱　甘草二钱　桔梗三钱　加菊花八钱　火葱　车前引

附：黄庭镜瞳仁散大症

黄氏曰：瞳仁散大之症，先宜按症用药，后宜用磁朱丸以镇摄神光，滋阴地黄丸以滋养神水。

磁朱丸　治瞳仁散大，亦治内障初起，昏惑妄见，及宿病时发等症。

---

① 生热：《目经大成》卷二《大小雷头风》作“作病”。
② 问：《目经大成》卷二《大小雷头风》作“辨”。
③ 二：当是“三”字之误。上论中载有“三黄祛热汤”，又方中有“黄连、黄芩、大黄”，简称“三黄”，可证“二”乃“三”之误。

磁石半斤　朱砂二两　神曲十二两　沉香二三钱

无沉香，或用檀木、降香亦可。磁石，与玄精石同功用，每日开水送下七八钱。

黄氏解曰：眼目以心肾为主，心劳则视惑，肾劳则视昏。此方以磁石咸寒镇肾，令神水不外移也。朱砂甘凉镇心，令邪火不上炎也。水火未济，先调脾胃，故用神曲。水火既济，须资传导，故用沉香。按磁石入肾补水，又能引肺气入肾。俾子母相生，水得金而清，金生水而利，则相火不攻自退矣。

滋阴地黄丸　治瞳仁散大，亦治干涩、昏蒙、生翳等症。

生地二两　玉竹三两　当归三两　白芍三两，滋阴养血　知母一两　黄芩一两，清肝肾之热　粉丹二两　内仁三两，润燥养神　枣皮二两　北味二两，收摄神水　柴胡五钱　枳壳五钱，升清降浊　海石二两　石蟹二两，去障明目　青皮一两　槟榔一两，醋炒，化痰涎，理痰气　白蔻三两　茯苓三两，升清气，降浊气，助药性之上下分布

蜜为丸，每日早晚开水送下。

张盖先曰：此方枣皮、北味，节去不用，加磁石、石决、菊花、蒙花、虫蜕、谷精草、凤凰蜕、朱砂等味，通治昏蒙不明等症。

附：滋阴二地丸　治血虚阴虚，风火内伏，上攻头目，瞳仁散大。龚氏曰：肝主风，心主火。瞳仁散大，风火摇荡之象也。法宜养血凉血，收火散火，而出内风。

熟地五钱　当归四钱，养血　生地五钱　地骨皮四钱，凉血　黄芩三钱，散肺火　黄连一钱，散肝火　天门冬五钱，清肺而活肾　柴胡四钱，散肝而升阳　北味子三钱，收光而敛散　草决明八钱，除风明目　枳壳三钱，利气明目　泡参三钱，米炒　甘草二钱，益胃和中　桑叶夏枯草引

瞳仁缩小症

黄氏曰：此症专指金井一圈渐渐收小，不见瞳仁，甚则小如针孔。盖因劳心纵欲，损伤肾阴，或郁气生燥，损伤肝血，以致肾水竭，肝血枯，胆汁热，神膏不得滋养，故瞳神为之敛小而无光矣。治宜大补元阴，略用开郁镇邪之品，以滋肝胆之神膏，可以复明。然此症须当早治，如至紧合无隙，虽治亦不能复明也。先宜服抑阳酒连散，后宜服加味地黄汤。

抑阳酒连散 治瞳仁缩小，宜煎汤服。

熟地八钱 红杞六钱，补肾水 白芍五钱 当归五钱，养肝血 黄连二钱，酒炒 黄柏二钱，盐水炒，清肝肾之邪热 茯苓四钱 前仁二钱，利燥热 柴胡一钱五分，酒炒 升麻一钱五分，酒炒。二位①升阴气 薄荷一钱 香附三钱，醋炒。二味疏肝气 草决六钱 菊花四钱，清热明目 雄片八钱，壮阳气 桑叶 毛根引

张氏曰：肝肾之虚热去，则胆汁不热，神膏得以滋养而不枯矣。

加味地黄汤 治瞳仁缩小，宜为丸服，亦治老弱之人头昏眼花。

生地三两 红杞三两 知母一两 泽泻一两，补肾水，去邪热 白芍二两 当归二两 枣仁二两 内仁三两。四味滋养肝血 浙贝二两 粉丹一两 前仁一两，盐水炒炙，疏郁清燥 柴胡一两 薄荷一两。二味疏木气，升清气 洋参五钱，盐水炒炙，以补水中之阳 升麻一两，酒炒，以升水中之阳 菊花二两 蒙花一两五钱，气味清芬，明目去障

---

① 位："味"的同音字。

猪胆汁一个，入于蜂糖内，煎调为丸，每日用开水服下二次。

神光夜现症

黄氏曰：黑夜现光，如电光夜照，忽然见，忽然而又不见也。此因肾水枯，龙雷之火上游故耳，宜服地黄丸。亦有因心肾不交，而得此症者，宜用补水安神汤治之。

地黄汤 治肾水枯竭，龙雷之火上行，黑夜见光。

熟地八钱　枣皮六钱　粉丹三钱　山药四钱　云苓三钱　泽泻一钱　北味二钱　肉桂一钱，盐水炒，引火归源　黑豆盐水炙，引

补水安神汤 治心肾不交，怔忡健忘，黑夜见光。

熟地六钱　生地六钱　白芍三钱　当归四钱　枣仁五钱　茯神三钱　寸冬三钱　北味二钱　洋参一钱　朱砂一钱，兑服

暴　盲　症

傅氏曰：暴盲者，忽然而不见人物也。其因有四①，须当按症治之。一因伤于阳者，如纵味、纵饮、头风、痰火等件。其症必见烦躁口渴，便结痰饮之类，治之宜用柴胡白虎汤。

柴胡白虎汤 治伤于阳者，以致眼目忽然不见人物。

柴胡五钱　黄芩四钱　荆芥四钱。三味除风热　半夏三钱　花粉四钱。二味化痰涎　大黄二钱　黄连三钱，推荡积热　石膏八钱　知母四钱，去胃之湿热　云苓五钱　赤苓四钱　甘草二钱。三味利热和中竹茹　竹叶引

---

① 其因有四：傅氏在《审视瑶函·暴盲症》中认为："其故有三：曰阴孤，曰阳寡，曰神离。"（此语原出《证治准绳》），与文中论述有所出入。

二因伤于阴者，如色欲忧伤、思虑劳心、惊恐等件。其症必见心跳心虚，口干舌燥，神气衰减，或如痴如呆之类，宜用羚犀逍遥散治之，或独参汤亦可。

羚犀逍遥散　治伤于阴者，以致眼目忽然不见人物。

羚角二钱，末　犀角二钱，末　柴胡三钱　当归四钱　白芍三钱　生地五钱　薄荷三钱　白蔻四钱　茯苓三钱　寸冬三钱　甘草二钱　石草蒲引

如头旋怕冷，去羚、犀二角，加麻黄二钱，以通阳气；泡参二钱，以助阴气；引用生姜八钱，以通神明。

独参汤　治症同前，亦治阳神散而昏惑妄见。

人参八钱　猪肝二两

无力者，用生芪二两、当归八钱代之。

三因于水亏火炎，风邪内作，以致眼目眩昏，忽然不见人物，治之宜用滋阴消风散。

滋阴消风散

生地五钱　广元参五钱　红花四钱　白芍三钱　粉丹三钱，滋阴清热　知母二钱　黄柏二钱　栀仁二钱　全虫三钱　秦艽二钱，散火除风　菊花三钱　石决六钱，除风邪，引神光　五皮风　墨斗草引

四因于老者弱者，内外无病，元阳暴脱，以致眼目忽然不见人物，宜用参附汤治之。

参附汤

人参一两，洋参更妙　雄片八钱

无力者，用生芪三两代之。如有痰者，加竹沥、姜汁，兑药服下，外加菊花、蒙花各五钱。

后附四方，以备采用。

一方：决明夜灵散　治阳气下陷，夜来不见人物。夜来阴

盛阳衰，而人之阳气既衰，故阳光亦随之而潜伏也。治宜扶肝胆之阳气为主。此方亦治目昏不明。

石决明一两，烧，醋淬　夜明砂六钱　羊肝半斤，猪肝亦可　人参二钱

三味共为打面，拌于肝上，入椒入盐，盛于碗内，用淘米水浸湿，蒸熟，分三次服下即效，多服更善。

按：石决明镇肾益精，明目去障，使元阳内敛；夜明砂升阳著明，荡翳发光，使神光外照；用洋参以通神光，淘米水以补脾胃；肝以补肝，且以引入肝经，而助药力以成功也。

二方：苓术汤　治眼目忽然不见，少顷又忽见，脉缓而大，重按无力，或白珠带黄，或食少而倦，因于湿也。

苍术一两　猪苓六钱　茯苓八钱　陈皮五钱。四味除湿　生芪五钱，和中气　川芎五钱，行滞血　雄片二钱，用以反佐　陈壁土牛膝引

三方：人参苏木汤　治平素爱饮热酒，胃气受伤，死血留滞，汙①浊之气蔽塞元府关窍，故眼目忽而不见人物也。

洋参四钱，体弱者用之。体实者用泡参一两，苏木一两五钱。如服至二三剂后，两眼胞上下，或口唇内外，现紫黑色者，即是滞血行矣，又宜服加味四物汤。

四方：加味四物汤　治死血作滞，清气不升，故眼目忽然而不见人物也。

生地五钱，酒炒　当归四钱，酒炒　川芎六钱，酒炒　白芍三钱，酒炒　苏木八钱　人参三钱　桃仁五钱　红花四钱　陈皮五钱　木贼五钱，去节以通关窍

---

① 汙：同"污"。《左传·宣公十五年》："川泽纳汙，山薮藏疾。"

兑酒冲服。

张盖先曰：前方加楂肉炒黑、肉桂、童便，能治产后腹痛。

目流血症

黄氏曰：此症目无病痛，忽然①鲜血流出，有如刀针刺伤者，此乃元神虚损，倏感风热，一脉上游，真血不归元府，因而逼之上泄，泄之不已，睛必徐徐陷下而失明。如阴虚者，用归芍地黄汤加味治之。如阴阳俱虚者，用人参养荣汤，或大补元煎加味治之。如肝脾心三经俱虚者，用归脾汤加味治之。

归芍地黄汤　治眼目流血，属于阴虚所致。

熟地八钱　枣皮五钱　山药四钱　粉丹三钱　云苓三钱　泽泻三钱　当归三钱　白芍四钱　加荆芥三钱　前胡三钱　炒栀子三钱前仁三钱　牛膝　侧柏叶　童便引

人参养荣汤　治眼目流血，属于阴阳俱虚所致。

生芪五钱　白术五钱　云苓四钱　甘草三钱　陈皮二钱　远志二钱。六味养气之卫也　当归五钱　地黄五钱　芍药三钱　五味二钱　桂心一钱。五味养血之荣也　人参三钱，名以人参养荣，取其阴阳俱补也　加荆芥三钱，炒黑　防风二钱。二味祛风　炒栀子三钱　前仁三钱。二味清热　毛根　牛膝　侧柏叶引

大补元煎　治眼目流血，属于阴阳俱虚所致。

人参五钱　山药四钱　杜仲三钱　甘草三钱。四味补元阳　熟地六钱　红杞五钱　枣皮三钱　当归三钱。四味补元阴　加荆芥三钱前胡三钱　炒栀子三钱　前仁三钱　毛根　牛膝　侧柏叶引

归脾汤　治眼目流血，属于心肝脾三经俱虚。

---

① 忽然：《目经大成·目血》作"自然"。

人参三钱　生芪五钱　白术四钱　甘草二钱　当归四钱　枣仁四钱　茯神三钱　远志二钱　木香二钱　加荆芥三钱　前胡三钱　炒栀子三钱　前仁三钱　毛根　牛膝　侧柏叶炒黑，引

又曰：如小儿眼目流血，属于血热生风所致，先宜用丹芍地黄汤治之。后乃审其虚实，照前四方择而加味治之。

丹芍地黄汤　治小儿眼目流血，属于风火挟血以上行。

粉丹二钱　芍药四钱　生地五钱。三味滋血　荆芥四钱，炒黑　前胡三钱　全虫二钱。三味消风　栀子三钱　前仁三钱　甘草二钱。三味清热

毛根、车前引，引血下行。

分五色风症方论

白　风　症

张氏曰：此症初起，不红不肿，不痛不痒，自视惟觉白雾缭绕，甚则不能分辨人物，医者最难下手。先观其金井一圈，或是黄，或是大，或是缺；次观其瞳仁之面，或现宽，或现扁，或现长之类，皆此症之根也。此症由于元阴不足，风痰内扰所致，宜用滋阴明目汤治之。

滋阴明目经验方　治眼目不红不肿，不痛不痒，金井微大微黄，瞳仁微扁微长，视物不明等症。

生地五钱　当归四钱　玉竹六钱　内仁五钱。以上养阴养血　白芍三钱　枣皮三钱　北味三钱。以上补养元阴，收敛神光　白蔻三钱　泡参四钱。以上健脾补肺，助药力行治节　石决四钱，化痰去障　草决三钱，消风明目

猪肝、夜明砂引，补肝明目。如有隐忧者，加香附三钱，盐水炒一次，醋炒一次，姜汁炒一次。

黄 风 症

张氏曰：此症白珠昏黄，由于脾胃倦怠，不能化秽恶之气，则致秽恶之气浸淫于肺经，故白珠变为昏黄不正之色。然水轮亦尔者，金生水，故水轮亦受污浊之气所染也。水轮既受污浊之气，则蒙昧视惑之患所由来也，宜用清源化浊汤治之。

清源化浊汤 治白珠昏黄，蒙昧视惑，黄花飞扰等症。

白蔻五钱　麦芽四钱　楂肉四钱　葛花八钱　石膏一两。以上健脾、化浊、清热　寸冬六钱　紫菀八钱。以上清肺浊气　元参四钱　泽泻三钱。以上清肾浊气　白芍四钱，养阴　礞石五钱，化痰去障　甘草二钱　蒲公英　夏枯草引

黑 风 症 乌风同治

张氏曰：此症不红不肿，不痛不痒，但见黑珠瞳仁之间或现黑浊之色，或现乌浊之色。及问其自视，则亦见其乌黑之气往来眼前。此乃肾水不足，肾火衰败，夹有痰气上冲所致，宜用养阴益阳丸治之。如久，则变绿色，难为治矣。

养阴益阳丸 治瞳仁乌黑，视物黑暗等症。

红杞四两　玉竹六两　硫黄一两五钱，用黑豆浆、甘草汁煮一炷香，沥去火毒，如此三次，晒干研细合用　元精石四两。以上四味养神水，壮阳光　内仁四两　浙贝四两。二味清燥舒郁化痰　石决三两　朱砂三两。二味去邪气以养心肝　夜明砂二两　羊眼四对，打面焙干，去障明目　蔻仁二两　茯苓三两。二味升清降浊　菊花三两，祛风明目

用蜜为丸，开水送下。

青 风 症 如蓝如绿之色同治

张氏曰：此症不红不肿，不痛不痒，瞳仁若隐若现，如青

如蓝，眼前自视，青绿交加，此乃肝气郁热，熏蒸胆汁，游走神光所致，宜用加味逍遥散治之。如变绿色，则为绿水贯珠矣，难治。

加味逍遥散 治瞳仁青蓝，视物如烟如雾等症。

当归三钱　生地四钱　白芍三钱　内仁六钱　粉丹三钱。以上滋阴润燥　犀角三钱　羚角三钱，末，水兑入　浙贝一两　槟榔二钱，醋炒。以上清热、解郁、化痰　僵蚕二钱　虫蜕八钱。二味祛风退浊　元精石四钱　青礞石三钱。二味滋肝胆，除痰气　绿豆　夜明砂引

赤风症

张氏曰：此症大小眼角或赤或痒，眼前所见或红或①黑，此乃心火不下交于肾水，肾水不上交于心火，水火抟②击所致也，宜用加味磁朱丸治之。

加味磁朱丸 如眼前红黑飞扬，视物不明等症。

磁石半斤，镇神水，使神水不外走　朱砂半斤，镇心火，使邪火不上炎　生地四两　木③通三两，合水火而两交之　建曲半斤，扶脾胃以助其交之力

用蜜为丸，开水送下，空心时一二两。

黑影如蝇症

龚云林曰：此症乃肾水不能济肝木，肝血无以养胆汁，以致虚热内生，扰动清净之气，故行动举止则神光荡漾，而现此

---

① 或：原作"红"，据文例及文意改。

② 抟（tuán 团）：集聚。《管子·霸言》："夫令，不高不行，不抟不听。"

③ 木：原作"术"，形近而误。

黑影之状，如蝇①之飞也。先宜用黑参汤以清肝肾之虚热，次宜用补肾丸以滋肝肾之精液，则黑影自消矣。如忽而不治，则内障成而有失明之患矣。此症与黑风症参看。

黑参汤　治眼见黑影蝇飞，先服以清虚热。

黑参六钱　生地八钱　丹皮三钱　狗脊四钱。以上养肝肾之精液　前仁三钱　猪苓二钱　滑石三钱　栀仁二钱　青葙三钱　黄柏二钱　木通三钱。以上清肝肾之虚热　菊花四钱　石决四钱。以上镇神水，发光明　黑豆　夏枯草引

补肾丸　治眼见黑影蝇飞，次服以滋神水。

枸杞子四钱　菟丝子四钱　楮实子四钱　生地六钱　内仁四钱　元精石八钱　石决明六钱。以上补肾益肝　粉丹三钱　云苓三钱。镇除邪气　泽泻三钱。以上清燥利热　石菖蒲通关逐邪，引

黄　圈　症

黑珠中间一圈，名曰金井，此乃肝胆之精液所结成，约束神光，照见万物者。此一圈也，圈大者神光外散，圈小者神光内蔽。圈黄或带白者，痰气燥热。四者混乱肝胆之精液，损伤肝胆之阴血所致也。此症来时最缓，得此症者，或时清明，或时蒙昧，人多不觉。及其历年之久也，昏蒙益甚，治之最难。治此症者，须以年月计之，可以稍明。不然，即俗所谓青光瞎子是也。特选数方，以便酌用。

前仁散　治血虚生燥，视物蒙昧，大小眼角微红。

前仁十两　生地半斤　蒙花半斤　石决三两　内仁八两　寸冬四两　夏枯草三两

---

① 蝇：原作"绳"，形近而误。

炼蜜为丸，每日服下二两。

海石丸　治内障不明，兼有淡淡白气。

真蒙花十二两　内仁半斤　木贼四两　羌活四两，糖炒　刺蔾子四两　元精石二两　海石一两　白蔻一两

用蜜为丸，每日服下二三两。如是痰饮流入肝经所致，宜用加味四物汤，合二陈汤以治之。

二陈四物汤　治内障不明，由于痰涩所致。

生地三钱　当归四钱　白芍三钱　川芎三钱　前胡三钱　陈皮五钱　半夏四钱　云苓四钱　甘草二钱　浙贝八钱　白蔻三钱　菊花三钱　夏枯草　姜汁引

张氏曰：内障等症，以上三方不足以治之，宜合下孙真人揭障丹、太玄真人还睛丸、解郁逍遥散。再参看青风、黄风、白风、赤风、黑风等症，详其治法，神而明之。虽古人所言内障难治，亦可尽其心而无忝其职矣。

附：眼科杂方六十六方①

抑肝清邪方　治风热脑痛。

柴胡三钱　前胡五钱　胆草三钱　黄芩三钱　大黄二钱　辛夷二钱　李仁三钱　荆芥四钱。以上八味散肝风热　白芍四钱。和阴以散风热　寸冬四钱　桔梗三钱，养肺以平肝木　礞石八钱，化痰下气竹叶　车前引

王氏曰：脑痛之症有三，有风热之痛，有风寒之痛，有阴虚阳冲之痛。

张氏曰：脑痛乃风入于胆也，胆应于脑，故脑痛。肝胆二

---

①　六十六方：据底本目录补。

经，同一治法。

祛风除寒汤　治风寒脑痛。

柴胡八钱　羌活四钱　藁本四钱　北辛二钱　川芎四钱　白芷三钱。以上六味祛风寒　半夏四钱　李仁四钱　香附四钱。三味化痰顺气　栀仁三钱　粉丹三钱。二味清郁热

气虚加泡参，血虚加当归，火葱引。

归芍地黄汤　治阴虚阳冲脑痛。

白芍八钱　当归四钱　地黄一两　枣皮四钱　山药四钱　泽泻三钱　粉丹四钱　云苓三钱。以上滋补阴血　元参四钱　黄柏三钱。二味清邪热　青皮三钱　赭石一两。二味镇抑逆气　黑锡　黑豆引

此症子前痛者必勤①，午后痛者必缓。

王氏曰：风热之痛，与风寒之痛，皆无有止息之时；而阴虚阳冲之痛，则有止息矣。

牛黄逐热汤　治头脑痛，震如雷声，属风热所致。

丑牛四钱　大黄六钱　芒硝六钱　黄连三钱　黄芩三钱。五味逐热　柴胡三钱　辛夷三钱　天麻五钱　蔓荆三钱。四味祛风　李仁四钱　枳实五钱，醋炒　甘草二钱，调和药力，以破肝经之逆　猪胆引

将军定痛散　治头顶痛，动即眩昏，属痰饮所致。

天麻八钱　僵蚕五钱　薄荷四钱　川芎四钱　白芷四钱。五味治风　黄芩三钱，酒炒　大黄三钱，酒炒。二味清热　陈皮三钱　半夏三钱　云苓五钱　礞石五钱　甘草二钱。五味治痰湿　竹茹引

养血疏风汤　治血为邪胜，黑珠作痛。

---

①　勤：谓急迫。《庄子·庚桑楚》："民之利甚勤。"

当归四钱　川芎二钱　白芍四钱　生地五钱。四味补肝血，以去风寒之邪　羌活三钱　柴胡四钱　白芷三钱　荆芥四钱　防风四钱。五味散风寒　粉丹三钱，清燥热　栀仁三钱，除邪热　黄芩五钱，除伏热　竹叶　三皮风　毛根引

清空散　治天行赤眼，风热上攻。

羌活五钱　北辛二钱　川芎二钱　白芷三钱　薄荷三钱　防风五钱　菊花四钱　僵蚕四钱。八味发散阳邪　黄芩四钱　黄连三钱。二味泻邪热　五皮风　竹叶引

泻肺散　治虚人老人白珠红赤不散。

桑根皮八钱　地骨皮七钱　紫白蔻四钱　甘草二钱

如阳虚之人，加雄片三钱，粳米引。

泻肺散　治大人小儿因咳而起，眼胞黑而肿，白珠红而紫，谓之血眼①症，此方主之。

广桔梗六钱　桑皮一两　骨皮八钱　陈皮五钱　甘草三钱，炙苏木引

外用大生地、大黑豆泡湿捣烂如膏，贴眼胞眼皮上，三四日即消，不可满包眼目瞳仁中。

龙胆四物汤　治目中流血。

胆草八钱　生地五钱　当归四钱　川芎三钱　白芍五钱　前仁五钱　前胡二钱　车前草引

金液汤　统治外障等症。

柴胡四钱　前胡四钱　荆芥五钱　防风四钱　薄荷四钱　独活四钱　蔓荆三钱　桔梗四钱　黄芩四钱　知母六钱　赤芍三钱　甘草二钱　五皮风　火葱　竹叶引

---

① 眼：原作"服"，误。

按症加药，在人神而明之。如初发火眼，服此方五六剂，定然痊愈。如屡发红赤者，风邪积热入在经络，遇寒即发。或受风亦发，或受热亦发者，宜用此方打面为丸，调理一二月，以除其风毒之根。如阴血虚者，加生地、当归、元参、川芎、白芍。如胃气弱者，加苡仁、云苓、白蔻、麦芽、半夏。如云翳，加木贼、蒺藜、虫退。如是昏蒙，加蒙花、菊花、石决、千里光。如大便结燥，加大黄，通后即去之。

五龙汤　治暴赤肿痛，风寒火热俱甚。

麻黄四钱　荆芥四钱　桔梗三钱　大力四钱　大黄三钱

如红肿甚者，再加防风四钱，石膏一两，黄芩五钱，滑石五钱，生姜、火葱、竹叶引。如服后肿消红退，仍用金液散治之。

加味四物汤　治黑珠云翳，坚结日久。

当归五钱　川芎四钱　白芍三钱，酒炒　生地三钱　柴胡三钱　猪蹄甲六钱，火炮　川山甲一钱，火炮　前胡三钱　皂角丁二三十颗，引

加味逍遥散　治症同前。

当归八钱　酒芍五钱　白术三钱　云苓三钱　柴胡三钱　薄荷三钱　香附四钱，醋炒　半夏三钱　猪蹄甲五钱，火炮　川山甲一钱，火炮　人指甲一二分，烧黄

有虚热者，加丹皮三钱、栀子一钱。无红丝者，加肉桂二钱、均姜二钱、雄片一钱，夏枯草、皂角丁引。

猪肝通明散　治病后眼目昏蒙，多服神效。此症宜早治，久则气血凝定，难为治矣。

猪肝四两，切片，入椒盐后用　谷精草二两　石决明二两

二味共为打面，入肝中，或蒸服，或炒服，听其所治。

加味扶桑丸 治眼目昏花雾障。

桑叶一斤 黑芝麻六两，炒 加粉丹四两 谷精草半斤 半夏三两 香附米四两 蒙花半斤 夜明砂四两

共为冲烂，用糖为丸，每日开水送下一二两，每日二次，半月之后，即可见效。

补肝散 治眼目失明，雾障蒙昧。

刺蒺藜一斤，捣烂为丸，白水每日服下五六钱。王氏加当归半斤，赤芍二两，白芍二两。

决明子散 治热毒风毒，止泪去障。《千金方》治肝毒热，取决明子每日食之。《外台秘要》治积年失明，每日食五六钱，百日后能夜见人物。叶亦明目，利五脏。

决明子一味，开水送下七八钱，再用红蓼子一味、羊肝一具、羊眼二对，蒸熟捣烂，同入二子药面中，再入蜂糖米糖合匀，共为捣烂茸，为大丸，每开水嚼下一二丸。

郁金酒调散 血贯睛珠，状如骡尾，此乃肝脏热毒恶血所致，此方主之。

当归三钱 川芎三钱，活血行血 郁金四钱 赤芍四钱，破血逐血 黄芩四钱 栀子四钱 胆草四钱 大黄二钱。四味除肝热毒 前胡六钱 防风四钱，驱肝风毒 连翘四钱 木通三钱，泻其子 米酒兑服，为引

大黄平胃散 治眼内赤膜，胬肉上下横生，此乃脾胃毒热，挟心火上炎所致。

大黄三钱 石膏二钱 知母四钱 枳实六钱。以上平胃热 防风八钱 针砂六钱。以上平肝脾之风热 黄芩三钱 木通五钱，泻其母 千脚泥 竹茹引

胃弱者，加生姜一两。

加味白虎汤　治眼胞肿硬，眼皮红热，脉息洪长，亦治头额头脑振振胀痛等症。

石膏二两　知母五钱　大黄三钱　芒硝五钱　泽泻四钱　木通四钱　甘草三钱　竹茹　黄泥引

此方治阳明之火，盛于头面，而及于脑顶也。如兼有表症者，加粉葛、白芷、柴胡、羌活、苍耳，以散之。

洗肝散　治眼珠肿痛突胀。

当归三钱　生地五钱　赤芍四钱　川芎三钱　羌活三钱　前胡四钱　防风三钱　白芷三钱　薄荷三钱　胆草四钱　大黄二钱　甘草二钱　青皮三钱　姜黄三钱

如泪热，加黄连、黄芩、夏枯草，车前、竹叶引。

通幽丸　治肠结便黑，眼内紫红，兼头脑疼痛。由于血枯变燥，火燥变热，热甚生风，故头脑为之疼痛也。

生地八钱　归尾四钱　红花三钱　赤芍三钱　桃仁四钱，活血破血，以行瘀血　大黄二钱　黄芩三钱　麻仁四钱　李仁四钱。四味逐瘀解毒　荆芥三钱　全虫二钱　前胡三钱。三味除风解热　毛根　五皮风引

开郁行血汤　治气郁血滞，伏火邪风，挟瘀血而透于眼胞眼堂，隐隐现青黑之色气，木克土也。

柴胡四钱　香附六钱，醋炒。二味疏郁理气　川芎三钱　赤芍三钱，行血破血　防风三钱　栀仁三钱。二味消风散热　茵陈三钱　寸冬四钱　石膏五钱，除心脾之邪热　泡参四钱　天冬五钱　阿胶三钱。三味养肝以平肝，木治节行而青黑自散矣　毛根　竹茹引

傅氏清毒化瘀汤　治血贯眼胞，青黑微肿，或红而胀，或咳而紧，或口鼻出血。此由热物食多，胸膈气口为邪所蔽，血滞不通，逼而上走，故作此状。

黄连三钱　黄芩三钱　天冬三钱　寸冬三钱　葛花四钱　槐花三钱　石膏一两。七味消毒　生地四钱　红花三钱　苏木四钱　紫草三钱　赤芍三钱　灵脂三钱　江花三钱。七味散其凝血　柴胡二钱　半夏二钱。二味疏肝气，利痰饮　木通四钱　甘草二钱。二味导滞和中

如有浮翳，加谷精草五钱。治障翳，加木贼四钱。如有伏热，加栀仁、丹皮以清之。夜明砂引。

加味大金花丸　治风火余毒，久注目中，时发时好，或痒或胀，云翳往来，若隐若现等症。

荆芥三钱　防风三钱　薄荷三钱　天麻三钱　川芎二钱。五味除上焦风毒　黄连三钱　黄芩三钱　栀子三钱　连翘二钱　上木通二钱。五味清上焦火毒　虫蜕三钱　谷精四钱　绿豆壳三钱。三味去障明目　陈皮三钱　云苓三钱　甘草三钱。以上调胃以助药①力　竹叶引

张子仙曰：此方一派清轻之味，扫除重浊之毒，宜加菊花以为向导。

张氏扫毒逐瘀散　治外障总方。凡风火余毒，留滞眼目，经久不散，宜打面为丸治之。

麻黄三钱　柴胡二钱　粉葛二钱　荆芥三钱　防风三钱。五味散三阳经风寒邪毒　黄连二钱　黄芩三钱　胆草二钱　栀子二钱。四味清心肝肺之热毒　木通三钱　前仁三钱　桔梗三钱。三味从上以导之前阴　石膏五钱　知母三钱　土苓三钱。三味从中焦以荡之下焦　大黄三钱，酒炒　芒硝三钱　甘草二钱。三味从上以导之后阴　菖蒲三钱　牙皂一钱。二味通孔窍，化痰涎　黄荆子四钱　槟榔三钱　礞石三钱　花粉三钱。四味开郁结，化痰气　赤芍三钱　归尾四钱　郁金三钱。三味破血导滞　蒙花三钱　菊花三钱　木贼三钱　谷精三钱　刺蒺三钱　虫蜕三钱　石决

---

① 药：原作"菊"，误。

三钱　草决五钱　绿豆壳三钱。以上一体眼科之药，去雾障，发光明

张子先曰：此方宜加白术、白蔻、苡仁、茯苓，以健脾胃而运行药力；又宜加当归、川芎、白芍、生地，以补精血而滋润枯燥。外障等症，按轮认症，照此方加减调治，亦足以通神而入妙矣。此方与菊花通圣散治症相同。

加味菊花通圣散　治眦帷赤烂，微红生眵、痒痒云翳等症。

麻黄四钱　防风三钱　荆芥三钱　薄荷三钱　羌活三钱　菊花四钱　刺蒺藜三钱　木贼三钱。以上能表升发，兼散云翳　石膏八钱　桔梗三钱。二味清肺胃之热　连翘四钱　黄芩三钱　黄连二钱，清心胆肝之热　大黄四钱　芒硝四钱，解毒，由腹走　滑石五钱　栀子四钱，清热，从前出　川芎三钱　归尾三钱　赤芍三钱，行血活血　枳壳三钱　茯苓三钱　甘草二钱　苡仁三钱，调脾胃以助药力

打面为丸，日服三次，生姜、车前、竹叶引。

先解毒热汤　治胬肉红膜、血丝紫黑、肿胀疼痛、四围涌起，凶症也。治此症者，不论风寒痰火，亦不论脉之虚实，急用此方，时时服下，待毒热下走，然后按轮按症用药为上法。

黄连四钱　黄芩五钱　胆草四钱　栀子四钱　石膏二两　花粉五钱。以上清肺肝胆脾胃之毒热　大黄六钱　芒硝八钱　枳实四钱　厚朴二钱　滑石一两　木通五钱　石燕八钱。七味逐毒热，从二便而出　蒲公英　银花叶　黄荆子　车前引

如下之不走者，方中加甘遂二三钱、丑牛四钱、防风五钱童便炒、僵蚕三钱童便炒、蜂蜜二三两，兑服。

如血枯不走者，方中加当归一两、生地八钱、麻仁八钱。

消毒饮　治肝经气滞血凝，余毒未净，以致黑珠云翳时现时不现，小便或清或黄，眼角或微红，生眵眼，或昏或浊等症。

当归四钱　川芎三钱　赤芍四钱　木香三钱　香附四钱。以上行其

血滞　丹皮三钱　栀子三钱　前仁六钱。三味清余热下行　刺蒺五钱　草决五钱　石决四钱　木贼二钱。四味散云翳　绿豆壳　夏枯草引

抑阳酒调散　治天行火眼，暴风客热。

羌活五钱　独活三钱　荆芥四钱　柴胡四钱　防风四钱　白芷三钱　蔓荆四钱。七味升而不降，逐其邪，从表而出　黄连三钱　黄芩五钱　黄柏三钱　栀子四钱　石膏八钱　防杞三钱　元参五钱。七味降而不升，抑其邪，从里而出　桔梗三钱，引上引下　甘草三钱，调和上下

傅氏曰：此方治风火寒热，合表里而两解之，用酒引以为向导，此反治为引之一法也。

加味凉膈散　治眼目红肿、头热面赤、浮肿、舌黄等症，亦治疫症。

黄连二钱　黄芩五钱　栀子三钱　连翘四钱　大黄三钱　芒硝五钱　薄荷三钱　僵蚕二钱　虫蜕十二个　甘草二钱　枳实四钱　姜黄三钱　石决三钱，冲烂　竹茹　竹叶引

冷服下。如口渴，加石膏八钱。

加味普济消毒散　治眼目肿闭，头面俱肿。

黄连三钱　黄芩四钱，泻心肝之火　元参六钱，散浮游之火　连翘四钱　栀子四钱　大力三钱　煎根三钱，如无青黛易之亦可　马勃三钱。五味清热散毒　僵蚕三钱　虫蜕十个　菊花四钱。三味祛风消毒　大黄三钱，荡毒热　桔梗三钱，载药上清下走

冷服，竹叶、银花叶引。

助土逐邪方　治虚弱老年人，目赤肿痛，服攻散药而不退者，当从中宫治之。亦治过服寒凉攻散之药，而红丝胬肉不退者，亦当从中宫治之。

白蔻三钱　砂仁二钱　苡仁五钱　泡参四钱　麦芽三钱。以上助

土逐邪　连翘三钱　木通三钱。二味入心逐邪　赤芍四钱　黄芩三钱。二味入肝逐邪　桔梗三钱　枳壳三钱。二味入肺逐邪　柴胡三钱　荆芥三钱　薄荷三钱。三味升发以散邪　生姜　竹叶引

如脾胃虚寒者，加均姜、雄片，或加生芪、白术以反佐之，加藿香、陈皮亦好。

理中逐邪汤　治孕妇目红肿痛，从血分治之而不效者，当从中宫治之。

白蔻三钱　砂仁三钱　枳壳三钱，米炒　泡参三钱，米炒　云苓二钱。以上理中土　苏子三钱　桔梗三钱　元参五钱。三味清肺邪　柴胡四钱　黄芩三钱　薄荷三钱。三味散肝邪　连翘四钱　木通二钱　独活三钱。三味除心邪　青皮三钱　陈皮三钱。二味调滞气　生姜　竹叶引

如中气虚者，加生芪、白术各二钱。

加味四物汤　治孕妇火眼，风重热轻。

柴胡三钱　前胡三钱　荆芥四钱　云风三钱　羌活三钱　苏荷三钱　枳壳二钱　元参四钱　黄连一钱　甘草二钱　黄芩三钱　生地四钱　当归五钱　赤芍三钱　五皮风　竹叶引

加味逍遥散　治孕妇火眼，热重风轻。

当归五钱　白芍三钱　生地六钱　元参四钱　丹皮三钱　栀仁三钱　黄芩四钱　黄连二钱　枳壳三钱　柴胡三钱　苏荷三钱　荆芥三钱　青皮三钱　甘草二钱　竹叶　灯心引

如热重甚者，加大黄一二钱，胆草三钱。

逐邪镇逆汤　治风火上炎，黑珠突出。

全虫三钱　前胡四钱　黄柏四钱　黄连三钱　大黄三钱　胆草四钱　栀仁四钱　滑石六钱　乌梅四钱　青皮四钱　赭石一两五钱　铁飞　车前各一两，引

此方宜大剂，时时服下。

外用硼砂研细，兑冷茶冷水，使病者仰卧，频频淋入眼中，即效。单用冷茶冷水，时时淋入眼内，亦好。

车前仁饮　治痘后目红生翳。

前仁一两五钱，洗净肝胆毒热，从小便而出，又不伤精气，上品药也。无前仁，用茎叶亦可代之。谷精草三钱、石决明三钱、虫蜕三钱、菊花三钱，以上明目去翳，绿豆一把引。

外用益母草煎水，日日洗之。

扁鹊三豆饮　解痘毒入神，饮食药饵，皆可加入治之。亦治度①毒。

赤小豆一两　绿豆一两　黑豆一两　生甘草六钱　灯草席引，旧者、烂者更好

和解散　治虚弱人，眼目赤热。

泡参五钱　生地五钱　当归三钱。三味清血热　粉葛四钱　赤苓四钱　甘草三钱。三味清胃热　知母三钱　泽泻三钱　元参三钱。三味清肾热　荆芥四钱　防风三钱　苏叶三钱。三味散邪热　木通三钱，通解三焦之余热　车前　竹叶　桑皮引

息火汤　治实体人眼目赤热。

黄连三钱　寸冬四钱　连翘四钱。三味清心热　黄芩四钱　桔梗四钱　石膏一两。三味清肺热　胆草三钱　栀子三钱　粉丹三钱。三味清肝热　独活三钱　木通六钱　郁金三钱。三味引火下行。

如热甚者，加大黄，酒炒下之。地骨皮、桑皮、车前引。

散邪汤　治感暑热气，眼目赤热。

天冬三钱　寸冬五钱　黄芩三钱　黄连二钱　泡参三钱　石膏八钱　桔梗三钱　枳壳三钱　荆芥三钱　羌活四钱　防风三钱

---

①　度：疑是"疫"字之误。

苏叶三钱　柴胡四钱　粉葛五钱　甘草三钱　银花叶　五皮风竹叶引

张盖先曰：眼热之症，宜用大黄、黄柏、芒硝、生地泡水，浸湿黄纸，贴上下眼胞及头上两侧。

加味当归补血汤　治痘麻炎眼过后红丝已净，眵泪已无，黑珠之上微有薄薄云障翳膜等症。

黄芪八钱　当归四钱　川芎三钱　熟地五钱　玉竹五钱。五味滋阴补血　鳖甲三钱　川甲二钱，炒　猪蹄甲四钱，炮　鸡爪甲三钱，炮。四味攻以散之　肉桂二钱　雄片三钱　均姜三钱　吴萸二钱，热以散之　凤凰蜕引

加味四物汤　治肝胆血枯，痰气结滞，以致眼目昏花不明。

当归四钱　川芎三钱　白芍四钱　生地六钱。四味补肝血　柴胡二钱，疏肝气　陈皮二钱　半夏三钱　云苓三钱　浙贝五钱　槟榔三钱，醋炒　石决三钱　甘草二钱。七味化痰理气　桑叶　夏枯草引

加味天王补心汤　治心肾不交，肝胆无液，神光妄见，五色花飞等症。

天冬四钱　寸冬四钱　当归四钱　柏仁四钱　枣仁四钱　丹参四钱　茯神三钱　生地六钱　朱砂二钱。以上交心肾，滋肝胆　磁石八钱　石决四钱，镇神水，发精光　蔻仁三钱　建曲五钱。二味健肝以助药力　元肉引

如为丸，每日服一二两。

火硝丹　治翳膜遮睛。

火硝一两五钱　朱砂三钱　石决三钱

共为研细，每到用一钱多，入猪肝内或羊肝内，盐酒和均，蒸服一单，服完即能见效。

石斛夜光丸　治内障昏蒙、神水散大等症。

生地一两五钱　熟地一两　红杞八钱　菟丝八钱　苁蓉八钱
山药六钱　五味五钱　人参五钱。以上补神水　寸冬一两五钱　天冬
一两五钱　羚角六钱　犀角六钱　黄连五钱。以上润燥滋阴　川芎六钱
川夕六钱，酒炒　石斛六钱　云苓二两　枳壳六钱　杏仁六钱　防风
六钱。以上行气行血，逐邪明目　菊花八钱　刺蒺八钱　草决八钱　青
葙六钱　甘草五钱。以上去障发光

蜜为丸，每日服一二两，白水送下。此方治阴弱不能配阳
之症，利以缓，不利以速，且攻补兼施，不致助邪害正，较之
杞菊地黄丸，似为过之。

冲和养正汤　治木旺火炎，贼邪潜伏土部，以致胞睑胀痛、
黑珠胀疼等症，虚弱人多患此症。

柴胡三钱　当归三钱　白芍五钱。三味疏肝、平肝、养血　黄连
二钱　栀子三钱，清肝热　升麻二钱　粉葛三钱　云苓三钱　石斛
三钱　土苓三钱，除脾中湿热　防风三钱，升浮以散脾中伏火　陈皮三
钱　甘草三钱，调胃解毒　泡参五钱　寸冬四钱，助肺金以克制肝木
竹茹去胃热　竹叶清肝热，引

荣本回生丸　治脾肾肝三经虚极，木中阳气下陷，致成阴
风暴盲，或血脱洞泄等症。

红杞一斤，濡血以养木　破故纸半斤，暖水以生木　白术四两，培
土以植木　胡椒二两，九蒸九晒，助阳以荣木　洋参五钱，一气运行

蜜为丸，元肉汤送下。

黄氏曰：肝木得血之濡则养，得水之暖则生，得土之厚而
根强，得阳之回而叶茂。用洋参者，洪钧一气也。此方较之纯
阴之四物汤、壮水之六味丸，更觉胜焉。如此以补肝脏，实所
以补古方所不及也。

黄氏天保采薇汤　治痘贯浆时，目暴赤肿。补之则痘毒必

害于目，不补则痘浆尚未圆满。用药殊觉棘手，此方攻补兼施，两相治而两不相妨矣。亦治年老虚弱人暴发火眼，赤肿兼痛症。

泡参六钱　生芪五钱　生地五钱　当归三钱　甘草三钱，滋补气血　芍药二钱，和阴　内仁四钱，润燥　楂肉四钱，调滞气　谷精四钱，散邪气　黄连三钱　黄芩三钱　木通三钱　大力三钱　草茸三钱，解其毒热　桔梗三钱　寸冬三钱　连翘三钱，清其邪热　糯米竹叶引

张氏曰：如有外感风寒，又宜加苏叶、羌活以散寒，荆芥、防风以祛风，柴胡、前胡以扫肝邪而固黑睛。

清解散　此方一名"谷精散"，治痘麻余毒，淡红生云等症，亦治淡云薄雾。

石决明三两　夜明砂二两　谷精草三两　菊花一两五钱。四味明目去障　蛤粉二两　青黛一两　绿豆壳二两　黑豆壳二两　大甘草一两五钱。五味解毒消障

共打面，蜜为丸，每日服一二两，久久则痘麻之余毒，或有红丝翳膜等症，必消除净尽。如气血虚者加生地，胃弱者加白蔻。

补肝去障丸　治眼目内外翳障，痘后云翳，用肝以补肝。

羊肝半斤，鸡肝、猪肝皆可，焙干研细　当归六两，养血　夜明砂四两，去目中恶血，消障明目　虫蜕二两，退云翳　木贼二两，平肝散气　青皮一两，疏气

酒醋为丸，每日开水服一二两。或加菟丝二三两，按菟丝解毒，故能明目去翳，又能杀虫，故可治劳疳。

红花散　治痘疹初起，眼目紧闭，红肿作胀。如有云翳，即合谷精散治之。

红花四钱　当归四钱　赤芍三钱　生地四钱　连翘四钱　大黄

一钱　草茸三钱　元参三钱　泡参五钱　甘草三钱　绿豆一大把　黄豆一把，为引

六味地黄加味丸　治近视不明，亦治迎风流泪。

熟地三两　枣皮二两　山药二两　粉丹一两　云苓一两　泽泻一两　加当归二两　白芍二两　菊花二两　蔓荆一两　黑豆引

八味地黄汤　治远视不明，亦治常时冷泪。

熟地六钱　枣皮五钱　山药四钱　粉丹二钱　云苓三钱　泽泻二钱　肉桂二钱　雄片三钱　加菊花三钱　蒙花三钱　夜明砂引

地芝丸　治近视不明，是水不济也，法当补肾水。

生地黄六两，滋阴补肾　天冬　寸冬五两，润肺生水　家菊花三两，降火除风　枳壳二两，降浊去滞

蜜为丸，每日服二次。用茶下者，引邪火之下降。用酒下者，引药力之上行。

定志丸　治远视不明，是火不足也，法宜补心火。

柏仁一两　枣仁二两，炒。二味补心血　人参五钱，补心气　菖蒲一两，开心窍　茯神一两　志肉一两。二味交心肾　朱砂五钱，镇心神　元肉引

加味红花散　治痘疹初起，眼目紧闭红肿，此方主之。

当归三钱　红花三钱　生地五钱　赤芍三钱　元参五钱　泡参四钱　连翘六钱　草茸三钱　荆芥三钱　粉葛四钱　升麻二钱　甘草三钱　竹叶　竹茹引

如有云翳，加谷精草三钱、虫蜕十二个、绿豆壳三钱、猪蹄蜕四钱火炮、石决明三钱。如痘后云翳，加入治之，外用牛虱子血点胭脂，蒸乳汁点。

加味蒙花散　治痘疹后余毒入目，红肿生翳，此方主之。

泡参三钱　元参四钱　生地三钱　蒙花三钱　谷精草三钱　虫

蜕十个　刺藜三钱　银花六钱　黄芩三钱　望月砂三钱　大力二钱
甘草二钱　石决三钱　绿豆壳　黑豆壳　竹叶　车前引

如大便结者，加大黄一二钱。小便黄者，加木通三钱。如眼皮红烂者，加石膏、知母、茵陈，各三五钱。

周氏清毒拨云汤　治痘疹后风毒上攻，红赤肿痛，云翳时生，此方加减治之。

柴胡二钱　前胡二钱　荆芥一钱　防风一钱　薄荷一钱　蔓荆一钱。六味散风毒　芍药一钱　知母二钱　黄芩二钱　连翘三钱大力一钱　桔梗一钱。六味清余毒　菊花一钱　蒙花一钱　蒺藜一钱　木贼一钱　丹皮一钱。五味清散邪毒　银花叶　车前草引

明目流气饮　治火眼云翳红丝。

荆芥四钱　防风三钱　细辛二钱　大力三钱　蒺藜三钱　元参四钱　栀子三钱　大黄二钱　黄芩三钱　木贼三钱　草决三钱　甘草二钱车前草引

凡火眼初起，皆可照此方加味治之。

蝉蜕散　治小儿痘翳入眼半年久者，半月见效。如过一年外者，难治也。

猪蹄甲二两，炒炮　虫蜕一两五钱　谷精草一两　羊肝一两

每日服下三次，每次一钱。肝子煎汤服下，亦可；肝子蒸药面服下，亦可；肝子炒干，打面为丸服下，亦可。但要调理三四月，方能去净。

二妙散　治痘翳红丝已净，眼泪已无。如在一年之内者，厚可去薄，久久服之，可以净尽。如过一年之外者，气血合定，难为治矣。

熟地五钱　当归五钱　加雄片二钱　肉桂一钱　均姜一钱甲珠二钱　虫蜕二钱　谷精草二钱　皂角丁引

化毒消障散 治内障、外障总方。

蔻仁二两　白术一两　陈皮一两　苡仁一两。四味健脾、理气、除湿，使清气上升，浊气下降，以消障　柴胡一两　当归一两　川芎一两　生地一两　酒芍一两。五味补血活肝，以消障　元参一两　熟地一两　黄柏一两　泽泻一两。四味养肾水，消邪热，以消障　粉丹一两　栀仁一两。二味清肝胆之邪热，以消障　薄荷一两　升麻一两　荆芥一两　前胡一两。四味散风邪，荡浊气以消障　黄荆子一两，童便炒　槟榔一两，醋炒　青皮一两五钱　礞石一两五钱。四味理气化痰，以消障石决一两　草决一两　蒙花一两　菊花一两　刺藜一两　木贼一两　夜明砂一两　望月砂一两　凤凰蜕一两　虫蜕一两　猪蹄蜕一两　蛇蜕一两。以上眼目一派①去翳之药，消障发光　夏枯草　天丁廿四可②，引

为丸服下，每日二两。此方与下补和消障散、孙真人揭障丹同一治法。

傅氏十珍汤 治肝肾虚损，邪热内伏。偶染风寒，即便发赤，轻则一年数次，重则时发频频。不是暴风客热之症，乃本源虚损所致也。

生地八钱　知母五钱。二味壮水以制火　当归四钱　芍药四钱。二味养血退火　丹皮四钱　地骨皮五钱，清热以去邪　天冬五钱　寸冬五钱，扶金以胜邪　泡参四钱　甘草三钱。二味调和气以助之　菊花八钱，为向导

张盖先曰：因寒而发赤者，加羌活、北辛、苏叶、麻黄之类，酌量入加桑叶、竹叶、火葱引。因风而发赤者，加荆芥、防风、薄荷、蔓荆之类，酌量加入桑叶、竹叶、五皮风引。此

---

① 派：同"派"。后梁开平四年（910）九月四日《石彦辞墓志》："洪源巨派，昭贯天壤。"

② 可：通"颗"。量词。

方年老虚弱者，宜加减治之。如气血虚者，又宜用菊花通圣散治之。

小儿胎风赤烂方

此症有三者之分：有因未生时饮母毒血所致，有因初生时恶血入眼所致，有因生之后乳汁射入眼内眼外所致，以上三症皆宜用。

小防风汤加味治之，治赤烂眼弦，亦胎风赤烂方。

云风二钱　羌活一钱　赤芍二钱　归尾二钱　苡仁三钱　泽泻二钱　加栀仁二钱　大黄一钱　甘草二钱　蒲公英　银花叶引

小承气汤加减治之，治赤烂眼弦，亦胎风赤烂方。

大黄一钱　甘草二钱　当归二钱　赤芍二钱　虫蜕一钱　谷精草一钱　羌活一钱　云风一钱　薄荷一钱　天麻一钱　杏仁二钱　苡仁五钱　竹茹　蒲公英引

小菊花汤加减治之，治赤烂眼弦，亦胎风赤烂方。

菊花二钱　黄连一钱　黄芩一钱　大黄一钱　苍术一钱　茵陈一钱　羌活一钱　荆芥一钱　防风二钱　甘草二钱　苡仁三钱　猪苓二钱　蒲公英　黄泥引

以上三方，清肝风热，除脾湿热。

杂　症三十二方①

补和消②障散　治翳障不散，和气血以缓治之。此方与孙真人揭障丹同治法。

①　杂症三十二方：据底本目录改。
②　消：原作"清"，据上文"此方与下补和消障散、孙真人揭障丹同一治法"改。

白术三钱　神曲三钱　泡参三钱　陈皮三钱　半夏三钱　茯苓三钱　甘草一钱。七味理脾化痰，以消翳障　当归四钱　川芎三钱　白芍三钱　赤芍三钱　生地四钱　丹参三钱。五味补肝和血　女贞四钱　元参三钱　前仁三钱　黄柏三钱。四味补肾清热　柴胡三钱　升麻三钱　荆芥三钱　羌活三钱　藁本三钱　苍耳三钱。六味散邪气，升清气　黄荆子三钱　前胡三钱　槟榔三钱　青皮三钱　金佛草三钱　礞石三钱。六味降浊气　菊花五钱　蒙花五钱　木贼三钱　蒺藜三钱　草决明三钱　石决明三钱　虫蜕十个　谷精草三钱　川甲二钱　猪蹄蜕三钱。十味明目消障，攻散云翳　毛根　天丁　夏枯草引

养阴光明丸　治昏雾干涩，痒痒流泪，微红生眵等症，此原阴血不周流，故阳邪时而起也。

熟地三钱　红杞三钱。二味补肾　当归三钱　芍药三钱。二味补肝　枣仁二钱　志肉二钱。二味补心　百合二钱　胶珠二钱。二味补肺　扁豆二钱　白蔻二钱　甘草二钱。三味补脾。以上合补五脏，而以肝肾为主　防风三钱　刺蒺藜三钱　菊花五钱　蒙花四钱。四味除风明目　石斛三钱　土苓二钱　浙贝三钱　石决三钱。四味化痰除湿　内仁三钱　粉丹二钱　半夏二钱　云苓二钱。四味润燥化痰　香附三钱　青皮三钱。二味舒郁

糯米浆兑糖为丸，每日服二三两。

傅氏曰：此方养正祛邪，利以缓，不利以急，此方治眼目之一法也。

张子先曰：此方与太元真人还睛丸，同一治法。

如脾胃虚弱，宜白蔻为君，运化诸药，调和血气，则清气上升，眼目之浊气自消，而光明自生矣。

太元真人还睛丸　此方补肾益肝，搜风解毒，驱邪出热，消障明目。

人参一两　熟地一两　生地三两　当归一两　川芎七钱　菟丝一两　苁蓉一两五钱　北味七钱　杜仲一两　红杞一两五钱。十味补肾水、养肝血，以保神光　天冬二两　寸冬三两　山药一两。三味滋养肺气，以生肾水　枳壳一两五钱　杏仁一两五钱　菊花一两。三味调和肺气，以行治节　黄连七钱　黄柏一两　知母八钱。三味清心肾之邪热，使心肾相交　犀角一两　羚角一两，挫末用。二味清心肝之虚热，以养肾水　茯苓一两五钱　甘草八钱　石斛一两五钱　牛膝一两五钱。四味调和胃气，利除邪气　刺蒺一两　草决二两　青葙二两　防风一两。四味除内风，消内障

蜜为丸，每日服一二两，白开水下。

补中疏通散　治内障目昏，不红不痛。

白蔻五钱，打面兑服，和中补虚，化滞除邪　麻黄二钱，疏通足太阳经邪　木通二钱，疏通足太阳府邪　柴胡三钱，疏通足厥阴经邪　香附四钱。醋炒、酒炒，疏通足厥阴府邪　独活三钱，疏通手少阴经邪　云苓三钱，疏通手少阴府邪　夜明砂四钱　木贼三钱，入肝去障　内仁四钱　浙贝四钱，润燥化痰，开郁去障　石菖蒲引

娄①全善曰：内障之症，先患一目，次第相引，两目皆有翳在黑睛内，遮掩瞳子而然。今详考《内经》，通乎黑睛之脉者，目系也。目系属足太阳、足厥阴、手少阴三经，盖此三经脏腑一虚，则邪气乘虚而入，郁结于中而不散，遂从目系而入于黑睛之内，结为翳障。以药治之，则当补中运化，疏通三经之郁结，使邪不入于目系，而内障自然潜消矣。如历年久远，翳障坚厚，惟金针可拨以治之，而此方不能治之也。

---

①　娄：当作"楼"。

孙真人揭障丹 用童便泡三日夜，纳起、洗净、晒干，又用醋炒一次，号为揭障丹头，力能下气化痰，即黄荆子一味是也。后用：

当归 川芎 白芍 生地每用丹头三两，当归等味用五钱 升麻升阳 柴胡升阳 羌活升阳 白芷除风 木贼散翳 草决明目 荆芥散风 薄荷散风 胆草清热。以上等味用一钱五分。原方止此，加味详载前后。如阴血虚者，再加女贞、桑叶、丹参、玉竹之类 毛根 竹叶 夏枯草引

张氏解郁逍遥散 治目盲昏暗、不红不痛之症。刘氏、娄氏、傅氏云目盲昏暗之症，皆由元府闭塞，而神气出入升降之道路不通利所致也。经曰：肝开窍于目，目得血而能视。凡治目盲昏暗之内障，宜解肝郁为主，肝郁解，则目之元府通利而目光明矣。此方与孙真人揭障丹参看治法。

当归六钱 白芍五钱 白蔻二钱 云苓三钱 柴胡二钱 薄荷二钱，以上疏肝血气 川芎二钱 夜明砂二钱，用以解血郁 青皮三钱 槟榔三钱，醋炒，以解气郁 半夏三钱 浙贝三钱 礞石二钱，以化痰疏气 菊花四钱 蒙花三钱 石决三钱 谷精草三钱。一体眼目之药，消雾障发光明 羊肝引

鸡肝、猪肝，亦可。如有云翳，去蒙花，加望月砂、木贼、猪蹄蜕炒炮。如煎汤，肝生用；为丸，焙干用。

张氏曰：东垣、丹溪以及先贤等，多从补气血立论。盖谓目主气血，盛则元府通利，得以出入升降而目明；衰则元府闭滞，无以出入升降而目昏。此法须酌量老少、虚实、境遇、性情、脉息用之，为善。否则，闭门捉贼矣。不可轻补，慎之慎之。

王子先曰：如阴血虚者，方中加女贞、内仁、桑叶、前仁之类，以补肝肾，更为至善。如血虚而生虚热，再加栀仁、粉

丹，以解其虚热。如恐眼窍为邪气所闭，再加牙皂、石菖蒲以开之。

开窍散云汤　治久年云翳遮睛，宜用开窍药治之。

石菖蒲三钱　牙皂二钱。二味开窍　谷精草五钱　木贼四钱。二味去云翳　菊花三钱　元参二钱。二味明目去浊　当归五钱　赤芍五钱　川芎二钱。三味合血行血　水皂角有热用　绿豆引

茯苡①**散**　治肝经热毒，从小便而出。《神仙》略云：补肝益肾，久服强筋壮骨，聪耳明目。

车前仁二三斤，蜜为丸，每日开水送下二两，茶叶引。

调中益气汤　治日夕两目紧涩，不能瞻视，乃中气下陷所致。

生芪五钱　人参四钱　甘草三钱。三味补中气　苍术三钱，平胃中敦阜之气　升麻三钱　柴胡三钱，升肝脾下陷之气　青皮二钱　广香二钱，消肝脾陈腐之气　当归四钱　川芎三钱　夜明砂三钱，补养肝血以发光　羊肝三两，引

人参补胃汤　治大病后，目发红肿之症。凡大病后之余毒，只可平和治之，不可猛药治之。虚弱人病目，同此治法。

泡参五钱　苡仁五钱　甘草二钱，以上养胃气，则邪合难容　黄芪三钱　防风三钱。以上实皮毛则风自不入　柴胡三钱　当归三钱　白芍二钱　生地四钱。以上疏肝养血，以清血热　羌活二钱　独活二钱　荆芥三钱　全虫三钱。以上散阳邪　土苓四钱　泽泻三钱　黄芩二钱　栀子二钱。以上消阴邪　竹叶引

按虚实病情，再为加减。

傅氏曰：大病之后，脏腑空虚，清浊未分，则余邪聚结，

---

① 茯苡（fùyǐ 附苡）：车前子。

凌空窍而为目害，故主方宜以补和疏利治之，不可以猛烈药味治之也。

助阳活血汤　治眼睫无力，常欲垂闭。亦治火眼过后白睛红，多眵泪，不痛不胀，眼涩难开，此因冷药服多，真气不运所致。

生芪六钱　当归三钱　泡参八钱，米炒　甘草三钱。以上补气血脾胃　川芎二钱　白芷二钱　柴胡二钱　防风二钱　蔓荆二钱。以上疗风升阳　生姜　大枣引

神效黄芪汤　治睛痛昏花，滞涩难开。如服四物汤，加荆芥、羌活而不效者，当从气分治之，此方是也。

党参五钱　黄芪五钱　甘草三钱　陈皮三钱。以上调元气　芍药四钱　蔓荆三钱。二味和阴气，以升阳气　生姜引

加味补中益气汤　治目赤不明，脉大无力，兼头昏心虚等症。凡眼目微红生眵，黑处则清爽，亮处则畏明。服驱风散热药而不效者，宜用此方治之。

生芪四钱　泡参八钱　白术三钱　甘草二钱　当归三钱　陈皮三钱　柴胡三钱　升麻二钱　生地四钱　云苓四钱　枣仁三钱　白芍三钱　生姜　毛根引

补中助阳汤　治阳虚头痛，眼睫多闭，头脑昏沉。症兼畏寒倦怠，饮食不健，寸关脉细，遇阴则痛，逢寒亦痛，是由阳虚阴盛所致。亦治眼皮垂下，欲闭懒开，不肿不痛，泪湿不收等症。

生芪五钱　泡参一两　白术四钱　甘草三钱　当归四钱　陈皮四钱　升麻二钱　加菊花八钱　蔓荆四钱

如真阳素虚者，加均姜、雄片、大枣、生姜引。如眼毛倒内者，加白蔻七八钱，防风四五钱。如眼皮湿烂、微红生眵者，

加茵陈、苡仁、土苓。

防风饮　治拳毛倒睫，冷泪多眵，忌用收敛之药。

泡参五钱　生芪四钱　甘草三钱，补气　当归三钱，和血　黄连二钱　黄芩三钱，清火毒　粉葛五钱　防风四钱　荆芥四钱　蔓荆三钱，散风热　竹茹　五皮风引

蒙花丸　治眼目昏暗，翳膜遮睛。

蒙花一斤　石决四两，醋淬　木贼四两　蒺藜四两　当归三两　羌活半斤，糖炙

打面为丸，清茶送下。

菊花丸　治头目昏花。

菊花半斤，打面　花椒四两，打面　前仁五两　麦冬五两，冲烂　生地半斤，冲烂

蜜为丸，清茶送下。

陀佛孝感丸　治眼目翳障，遮掩神光。

夜明砂一两五钱　当归三两　木贼一两五钱　虫蜕一两五钱　羊肝四两，蒸熟冲细

山蜂蜜为丸，每日服二三次，夏枯草泡水送下。

吕祖乌龙丸　治虚人目昏多泪，亦治痰病生虫妙方。

熟地　生地　川椒各等分

蜜为丸，如梧子大，每服五十丸，盐汤下。

五宝丹　治开瞖复明，瞳神缺者能圆，陷者能起，突者能平，真至宝也。

夜明砂水淘净，炒　晚蚕砂拣去土子　凤凰衣去硬壳，火焙焦　老母鸡肝水泡切片，新瓦焙干，忌铁器　嫩雄鸡肝制同上

各为细末，等分和匀，每日早晚酒调服三钱，服至七日见效，重者再服一料自愈。

五退散　治一切内外障。

蛇蜕　虫蜕　凤凰蜕　人蜕用猪蹄蜕亦好　蚕蜕各等分

同炒存性，细末，每服一钱。猪肝二两，切片，掺上蒸服，日进三服。

加味五蜕散　治眼中翳障。

虫蜕　蛇蜕　蚕蜕　猪蹄蜕　鱼甲　防风　菊花　草决明石决明　甘草

共为细末，每服二钱，食后薄荷煎汤调下。

谷精散　治痘毒入目生翳，亦治火眼、云翳、雾障。

谷精草二两　绿豆皮一两五钱　黑豆皮一两　虫蜕一两　猪蹄蜕一两，炒　菊花一两　石决一两　赤芍二两

打面，糖水调服，每到三四钱。

推毒散　治蟹眼、疔眼不收，奇效。

坡上花蜘蛛三四个，放瓦上，下用炭火焙干，研细，甜酒兑服三四分。外用地牯牛擂水，点眼中即效。

夜光椒红丸　治火衰，目无精光，至夜更甚。

川椒二两　熟地三两　枸杞二两　寸冬二两　丹皮一两

蜜为丸，每日服二两，开水引。

生熟地黄丸　治肝肾虚损、目暗生翳，多效。

生地八两　熟地十两，补水　菊花六两　川膝四两，酒炒　石斛四两　当归六两，补肝血　内仁六两，养血　刺蒺藜三两，五钱　枳壳三两五钱。二味去障明目　羌活二两，去肾风　防风二两，去肾风杏仁一两五钱，去肾母浊气

煎汤服下，亦可。

三治光明汤　此症由于肾水枯竭，肝木不得其养，心火不下交于肾，以致肾水、肝木、心火三经燥热之气，上蒸于目，

而瞳神为之昏花也。

熟地四钱　龟板三钱　红杞三钱。三味补肾水　当归三钱　白芍三钱　内仁四钱。三味养肝血　枣仁三钱　生地四钱　云苓四钱志肉二钱　寸冬三钱。五味补心，以交于肾　丹皮二钱　栀仁一钱。二味去虚热　蒙花二钱　菊花二钱。二味去障明目　青皮一钱　枳壳一钱。二味顺气明目　朱砂一钱　桑叶引

加味二妙散　治内障初起，金井黄圈，目光不明。

生地五钱　元参五钱　知母三钱。三味补水清热　粉丹三钱白芍三钱　当归三钱。二味补血清热　草决四钱　石决四钱　虫蜕八个　菊花三钱　神曲三钱　蔻仁二钱　灯心　黑豆引

张氏曰：治眼目之疾，宜用热药治之者有四：一曰寒郁，二曰火郁，三曰真阳素虚，四曰肾火不足。又曰：眼疾由于阴虚者多，由于阳虚者少。又曰：眼疾因于风热者多，因于寒湿者少。为之治者，须细审其虚实寒热，切不可妄用热药，害人眼目。

目疾用热药四方①

以下四方，认症的确，方可用以治之，否则是火上交油。

一方：麻辛附子汤　治眼目受病，头痛头肿，怕冷作寒，红丝赤黑，是寒郁于气血之间，而不得发越也，是为寒郁，此方主之。

麻黄八钱　杏仁六钱　川芎五钱　白芷五钱　升麻三钱　北辛三钱　防风六钱　枳壳五钱　附片四钱　炮姜三钱　菊花六钱甘草五钱　生姜一两　火葱一束，引

张氏曰：如眼角红丝粗乱红赤，宜加归尾一两五钱、赤芍

---

① 目疾用热药四方：据底本目录补。

一两、桃仁六钱，合以川芎，行血破血，则凝血自散，血丝自消矣。

二方：桂附羌活汤　治眼目白珠血丝红赤，服凉药而不散者，是火郁于血分，而不得流行也，是为火郁，宜用此方治之。

羌活五钱　薹本八钱　川芎八钱　白芷五钱　麻黄五钱　归尾一两　桃仁八钱　红花五钱。三味引入血分，发以散之　桂枝一钱　都附片一钱　姜黄四钱　甘草三钱　生姜一二两　牛膝引

三方：加味败毒散　治眼发红赤，眵泪黏糊，头侧昏闷，或时肿或时痛，真阳素虚之人，宜加附片、泡姜，以助其真阳，是为真阳素虚。

泡参四钱　羌活四钱　独活三钱　柴胡三钱　前胡四钱　桔梗三钱　枳壳五钱　川芎四钱　荆芥四钱　黄芩三钱　栀子四钱加均姜四钱　雄片三钱，助真阳，以运行药力　甘草三钱　生姜一两　竹叶引

四方：八味地黄汤　治远视不明，时流冷泪，此肾火不足也，宜用此方，是为肾火不足。

熟地八钱　枣皮四钱　山药四钱　粉丹三钱　云苓三钱　泽泻二钱　上桂二钱　雄片三钱　加菊花五钱　红杞五钱　黑芝麻引

和气汤　治阳虚人火眼过后，红丝不散。

泡参五钱　生芪三钱　归尾四钱　赤芍三钱　枳壳四钱　桔梗三钱　杏仁三钱　云苓四钱　雄片二钱　甘草二钱　生姜　益母草　茜草引

经验方　治瞳仁云翳，不红不肿。

当归四钱　蒺藜四钱　内仁八钱　夜明砂四钱　白蔻仁一两石决四钱　夏枯草引

每天常服蔻仁二三钱，不在服药时。

照月饮 治鹤目立效。此症由肝血不足，热入血室故也。

明雄黄一二两，研细。用猪肝切片，仍入椒盐，以雄黄面一二钱，抹肝上，羊肝、鸡肝，亦可。蒸热，每日分两次服。

又方 治症同前。

夜明砂、石决明各等分，仍用鸡肝、羊肝、猪肝，不论多少，椒盐和均。用药面二三钱，抹肝上，每日分二次服。此症亦谓阳气陷入阴血所致，于前方中加人参二分，升麻、柴胡各一二分，附之以备酌用。

看犯翳诀 _{依形象颜色}

翳在黑珠上属宅内，翳在白珠上属宅外，在黑白交界属宅外滴水交界处。左眼属中堂，右眼属两旁，上高中挂下占地。

一法以翳形象论之。形象似某物，即想是某物所犯，如方圆长短、用动器物、房屋石土、沟池坟①墓之类。

一法以翳颜色论之。如翳青色，则属竹木器用之物所犯；如黄色，则属火土坟墓之物所犯；如赤色，则属红紫器用之物所犯；如白色，则属五金石头之类所犯；如黑色，则属沟池水缸之类所犯。在上犯物在高，在中犯物在高下之间，在下犯物在地。贵神而明之，意想当然，方能入妙。

外此，如黄色金灿者，定是土杀犯，香火犯，或是香愿之类所犯。如翳障昏浊，红丝缠绕，此是风火为害，急宜服药以治之。大凡目之犯翳也，红丝不多，眼目不痛，只是沙滞泪流而已。如红丝满目，胀痛时来，此为病翳，非犯翳也。看翳者宜告之以病翳，方免无误人眼目之罪过。

---

① 坟：原作"愤"，与"坟"字繁体"墳"形近而误。

犯处打动，自愈。或以淘米水发之，或以菜油灯照之，或以香烛帛焚化而通白之，亦愈。

莫犯齁诀 依甲子

子在火炉，又在壁。丑居床内，亦在栏牛栏、猪栏。寅在床前与灶上，卯在门外周围间。辰属枕边去翻阅，又属门外与门前。巳日属床又属灶，午守花树在堂园。未在楼梯亦在壁，高高下下想当然。申属坟墓有犯动，亦属梁上打秋千。酉戌①往来门户外，亥走厨下要食餐。

犯齁颜色 依五色

青属木，黄属土，赤属火，白属金，黑属水。

十天干

甲乙属木，丙丁属火，戊己属土，庚辛属金，壬癸属水。

十二地支

子属鼠，丑属牛，寅属虎，卯属兔，辰属龙，巳属蛇，午属马，未属羊，申属猴，酉属鸡，戌属犬，亥属猪。

凡看犯齁，如起甲子日，必是火炉壁上，放有木器之类犯之。如起乙丑日，必是床内牛栏，放有木器之类犯之。如起丙寅日，必是床与灶处，放有柴木引火之物犯之。如起丁卯日，必是门外周围之地，放有柴木引火之物犯之。如起戊辰日，必是枕边门外，放有土石之物犯之。如起己巳日，必是灶与床处，放有土石之物犯之。如起庚午日，必是堂前园中，放有五金之属犯之。如起辛未日，必是楼梯壁头，放有五金之属犯之。如

---

① 戌：原作"戍"，形近而误。下文"戍属犬"亦同。

起壬申日，必是坟墓梁上，放有水湿之物犯之。如起癸酉日，必是门外之地，放有水湿之物犯之。如起甲戌日，必是门外之地，放有柴木之物犯之。如起乙亥日，必是灶房之中，放有柴木之物犯之。

以上①六十轮甲子，仍照地支加天干推看。

吹眼翳法咒

玉皇敕祖师令：一退二退三退，若还不退，五雷佛法打退，急急如太上老君律令敕。念七遍，手持剑诀向目，男先画左，女先画右。如病一目，则画一目上，不论左右。

𩥑𩥑𩥑如过七日之后，以上连书，则逆书三字。

𩥑𩥑𩥑𩥑𩥑𩥑𩥑，十字书毕，向眼吹气三口，邪翳即散。如有邪影为患，亦可吹而去之。如是雷影为兆，则告以敦孝弟②，行善事，自然去也。

啄散眼翳符式

零霆雷雷雷雷轰犇③

廿八宿：角、亢、氐、房、心、尾、箕、斗、牛、女、虚、危、室、壁、奎、娄、胃、昂、毕、觜④、参、井、鬼、柳、星、张、翼、轸。

此法病目者借日月光，照病人影于地上，即画眼目于病人

① 以上：原作"以下"，据正文内容改。

② 弟：通"悌"，谓敬爱兄长。

③ 犇："奔"的古字。

④ 觜（zī 兹）：原作"嘴"，误。觜，星宿名，即觜宿。二十八宿之中白虎七宿的第六宿，有星三颗。

影头面上。画毕，又画此符式于地上眼目中，在左画左，在右画右。画毕，即用镰刀尖念廿八宿，念一字，照地上眼目啄一次，云翳自散。

观音大士眼目光明咒 出藏经

救苦观世音，施我大安乐，赐我大方便，灭我愚痴暗，除却诸障碍，无明诸罪恶，出我眼室中，使我视物光。我今说此偈，洗扔眼时罪，普放净光明，愿现微妙相。

每日晨早，用净开水一大碗，念咒一遍，吹气一口入水中，总共念四十九遍。用水洗眼，洗至水昏①则止。久久行之，能除翳障昏蒙，此仙方也。

又一法　用清净冷水，煎青皮三四钱，倾于大碗内，焚香燃烛，念咒一遍，吹②气一口入水中，总共念四十九遍。咒毕，洗眼三十六次。久久行之，去障明目，亦仙方也。

明目延寿诀三段③

动功六字明目延寿诀　念时切忌出声，不使耳闻。

春时早晚，细念嘘字，徐徐而出，三十六遍，以养肝木，以去肝经一切热聚伏郁之气。细念时，双目大睁。

夏时早晚，细念呵字，缓缓而出，三十六遍，以养心火，以去心经一切邪火伏热之气。细念时，双手连乂④头顶上。

秋时早晚，细念呬字，徐徐而出，三十六遍，以养肺金，

---

① 昏：通"浑"，浑浊。
② 吹：原作"次"，形近而误。
③ 明目延寿诀三段：据底本目录改。
④ 乂：疑是"叉"字之误。

以去肺经一切邪火逆聚之气。细念时，两手朝上撑。

冬时早晚，细念吹字，缓缓而出，三十六遍，以养肾水，以去肾经一切虚火邪热之气。细念时，两手抱取膝头平。

三月、六月、九月、十二月，脾土主事。早晚细念呼字，徐缓而出，以养脾土，以去脾中一切热毒污浊之气。细念时，须撮口而出。

春夏秋冬之月，早晚之间，细念嘻字，徐缓而出，以清胆热，以去三焦一切客热之气。细念时，须卧床而行。

以上修养之法，四时早晚行之，利五脏六腑，皆得其养，百病不生，长寿可必矣，岂但明目而已哉。

养明奇方

一减思虑，二专内视，三简外视，四晨兴迟，五夜眠早，六省看书。以上六事，久行不已，非但明目，亦可延年。

病目七戒

一戒怒气，二戒忧郁，三戒劳心，四戒劳力，五戒色欲，六戒风霜，七戒雪雾。

伐 木 汤

治独入肝经，破风化痰，开结去障，解毒消热。

赤芍一两五钱　白芍一两　炙草五钱　香附五钱，醋炒，童便炒三次　铁锈二两　郁金三两，醋炒　前胡二两　夏枯草四两　榔片三两，醋炒　炒栀三两　礞石二两　石决三两　海石二两　大黄一两，醋炒　青皮二两　陈皮一两　蒺藜二两　大力一两

外加当归二两、木则二两，亦可。

孙真人揭障丹

治内障初起，外障云翳等症。

黄荆子半斤　当归半斤　川芎半斤　生地半斤　白芍四两　谷精三两　柴胡三两　升麻二两　白芷二两　薄荷二两　木贼三两　草决四两

张氏曰：如为丸散，有邪热，可加黄连、黄柏、黄芩、胆草、前仁、木通之类以清之。有虚热，可加粉丹、内仁、浙贝、羚角、栀仁、云苓、前仁之类以清之。有郁气，则加醋炒香附、郁金、姜黄、青皮之类，以行之破之。有浊痰，则加礞石、海石、石燕、浙贝醋炒、槟榔、花粉之类，以消之化之。有云翳雾障，可加磁石、石决、川甲、龟甲、鱼甲、鸡爪、猪蹄蜕、虫蜕、蛇蜕、天丁、刺藜、菊花、蒙花、夜明砂之类，以散之攻之。加多加少，在人以意消息之。

菊花通圣散

治暴发肿痛，亦治久年毒入经络、血丝云雾等症。

麻黄四两　防风四两　荆芥六两　薄荷六两　石膏半斤　桔梗五两　连翘半斤　黄芩五两　滑石四两　栀子五两　芒硝三两　大黄二两　赤芍三两　当归三两　川芎二两　白术二两　甘草四两　羌活四两　黄连二两　刺藜四两　菊花半斤，除风热，散浊障　竹叶　竹茹引

张氏曰：如为丸散，可加枳壳、青皮、陈皮以行气，花粉、半夏、礞石以化痰，野菊花、蒲公英、夏枯草以解毒，草决、千里光、毕角草以消胀。如阳虚者，加雄片、炮姜，以反佐而行之。阴虚者，加元参、毛根，而滋润以利之。揭障丹、通圣散，二方合用亦可，独用亦可。或用揭障丹为君，通圣散佐之；或用通圣散为君，揭障丹佐之，亦无不可。总在人以意消息病情，而用药以治之，则善矣。

如病发酷烈，胀痛肿满，须加胆草、栀仁、前仁以散肝胆二经之热，黄连、连翘以散心经之热，石膏、知母以平胃中之热，黄芩、大黄以散肺与大肠之热，木通、滑石以导心与小肠之热，须加用青皮、郁金、葶苈、枳实、三苓、文术等破气破血之药以治之。

如病势不酷烈，清凉之品用之可也，顺气行血之品用之可也。如阴虚人，宜重用生地、元参、女贞，以护其阴。如气虚人，宜重用沙参、甘草，以固其阳中之阴。

黄氏曰：予每治败症，多从养阴益阳立方，以肝开窍于目也。

采集眼目外治方二十五方①

眼目痒方

干姜粉二钱　枯矾三钱　硼砂三钱

共为研细，用茶捏成小丸，带长而扁，放眼角上，听其自化，神效。

张氏曰：加花椒汁、黄连汁，入三味药中，晒干研细，更觉神妙。

热眼肿痛方

大黄为君，芒硝、黄柏、北辛、薄荷、郁金、荆芥、火葱等味捣烂，茶调敷额上及两侧等处。猪脾汁调敷，更妙。

眼目受伤赤肿不开方

黄连、黄柏、栀子、生姜、火葱、郁金、姜黄、元胡、南星、芙蓉等味入罐封口，煎热熏洗。或捣烂酒调，敷额上、额角两侧等处，亦可。

---

① 二十五方：据底本目录补。

眼目受伤方

生猪肉油一片，贴之必消。或生地捣烂，烘温贴伤处，散其瘀血。或芙蓉叶捣烂，烘热贴伤处亦好，无叶用根皮，捣烂贴之亦可。如伤及眼者，用地黄汁频频点之，以散其瘀血。外用火葱捣烂，烘热熨滚，以散其寒。服药宜用散血散寒之品。如生云翳，点药宜用轻清散毒之丹，不可用猛烈丹点之。如伤及黑珠，愈后必有班①痕。伤及瞳仁，则难治也。

眼伤流血方

童便兑水洗，内服散血之药。

竹刺伤目方

蜂糖兑地牯牛汁点之，童便兑水洗之。

桐油入目方

新布浸麻油拭之，或甜菜煎②水洗之，一名牛皮菜。

瓦渣入目方　　石木渣同治法。

丝线缠耳环脚，翻起眼皮，拨出此物，即好。或用谷草心，或用狗尾草心，捐转③两头，拨出此物，即好。如不知此法治之，则粘定不出，痛涩难开，日久必生翳膜。仔细翻看有物粘处，心定有血积成块，宜用银针挑破血块，外点清凉散翳之丹，内服散血退热之药，则自愈矣。

石灰入目方

麻油兑茶频频洗之，或童便兑温水频频洗之，均好。如损伤瞳仁，日久则难治矣。

---

① 班：通"瘢"。
② 煎：原作"前"，误。
③ 捐转：谓弯曲。

飞尘飞丝入目方

香墨末浓，用净羊毫笔蘸墨点入眼内，墨里尘丝而出。如未净，再用香墨末茶点之，或构树浆点之，亦可。

火药冲眼方

麻油频频洗之，或绿豆浆洗之，或童便兑温水洗之，均可。但火药有硝黄，最易透入珠内，受之浅者可治，受之深者不可治也。

洗风眼赤丝翳膜方

归尾、赤芍、黄连、薄荷、荆芥，各等分。

解曰：凡病目者，皆血脉凝滞使然，故以行血药合黄连，煎热洗之。

洗眼云翳不论新久皆效方

杏仁七个　乌梅三个　川椒一钱　砂仁一钱　胆矾一钱　白矾一钱　青盐三钱　鸡胆三个　花针五根　铜绿一钱

无铜绿，用古钱烂铜亦可代之。共用水泡五日，煨一日。每天洗三五次，六日一换，洗至三十日，云开雾散。

洗眼目云翳风火方　新久皆效。

皮硝一两　桑根皮五钱　桑叶六钱　青皮一两　防风四钱

煎水，久洗多洗，神效莫测。

又方

陈茶叶五钱　食盐二钱

煎水洗眼，明目去障。

眼目红肿疼痛生翳方

韭菜白根，外包橘叶一二层，塞鼻中。在左塞右，在右塞左，两眼皆有，左右俱塞。

时眼风火方

枣肉二两、胆矾一两灶矾亦可、黄柏六钱，煎水洗目，甚妙。

火眼肿痛方

芙蓉叶一束，冲烂兑茶，调敷太阳、少阳等处。或车前叶、苏荷冲烂，调茶敷上，亦效。

拳毛倒睫方

木鳖子，冲烂布包，塞鼻中。左目塞右，右目塞左。

眼皮生瘤方

樱桃核磨，醋搽之，多搽自消。内服蒲公英、银花叶煎水，即效。

胬肉方

硇砂一钱。用螺蛳大者一个，漂二日，去泥沙，候开口，入硇砂在内，候其化水，或晒干，或炙干，收瓶听用。

又方

杏仁七八钱，冲烂去汁，兑制硇砂二三分，点上自消。或白丁香一二两，澄粉调杏仁汁点上，亦消。或乌梅肉七八钱，烧黑存性，调杏仁汁点上，亦好。

钉翳方

慈竹壳一二章①，烧灰存性，研细。每药一钱，兑硼砂五分，点上自消。

张三丰治云翳方

火硝一两，烧过兑黄丹二分，研细匀，收瓶中。每次少点，此丹性烈不可多，使人目痛不安。

---

① 章：同"张"，数量词。

云翳方

牛蒡子叶、石菖蒲、皂角叶、水皂角根叶茎皆可用、笔筒草，共为捣烂，布包塞鼻中，多行自效。

武当秘授仙方<small>治老膜厚翳</small>

巴豆二钱、内仁五钱。二味煎水去渣。甘石一两煅红，用巴豆、内仁汁水，淬甘石中，淬完候干。然后用制硇砂五钱、白丁香五钱，澄粉。用以上五味共研，入上片二三分，龙骨五钱，入瓶收存。甘石澄粉，滤①汁浆晒干。用硇砂，用螺蛳盛碗中，候其开口，以砂入口，待其化水，去壳肉，晒干用，炙干亦可。

诗曰："武当山上一仙方，漏泄天机不可当。巴豆、内仁合制石，硇砂、龙骨、白丁香。不论久年膜翳障，管教一点便开光。"

一本载有磁石，烧红醋淬三次，研细入粉，兑三四分入丹内，点上亦可。此丹少点为佳，隔一日一点，切不可多点、急点。

杂症六方②

火眼包脉经方　不拘左右。

麻黄五钱　北辛二钱　薄荷四钱　川芎三钱　大力四钱　侧耳根一把　大黄五钱　芒硝五钱　黄芩三钱　黄柏三钱　苦参五钱

共为冲烂调茶，包脉经上。

---

① 滤：原误作"摅"字，下同。
② 杂症六方：据底本目录补。

痘翳方　亦治火眼云翳。

虎耳草一把　侧耳根一把　大力一二两　火葱一束

冲烂，包脉经，左眼包左手，右眼包右手，日夜包上，久久自散。

风寒毒热方

皂角二钱　北辛三钱　羌活二钱　薄荷三钱　白芷三钱　川芎三钱　大黄五钱　栀子三钱

茶调成条，柑子叶包，塞鼻中，不拘左右。

柳枝丹　治风火眼目。

柳枝　桃枝　桑枝　枸杞枝　黄荆枝　黄连　草决　五倍子　水竹叶各等分

共煎浓汁，滤滓再煎成膏，纳入碗。方下牙硝三五钱、上片一钱，研细用，入瓶收存。此方宜冬月制，治风火毒热眼点之。

火眼热毒方

元明粉二三钱，如无，芒硝亦可，纳入手心，冷水湿化，以指搽手心，候其化净，如干，再以冷水湿之，两手心皆如此。再以两手心合之半时，再用药如前法行之，每日夜三五次，自然邪火下消矣。此方，亦治虚人手心潮烧。

目翳凶恶、赤肿、胬肉等症方

牵丝网大蜘蛛二三个，屁股后刺出水，合乳蒸点之，其毒自退。

阴　阳　丹

阴丹治一切云翳、胬肉、雾障、瘀血等症，阳丹治一切红丝、痒痒、赤烂、浮肿等症。

上上甘石一斤，打烂入锅内煅红，先用童便淬一次，再煅再淬一次。后用火葱、花椒、麻黄、羌活、北辛、白芷、川芎、荆芥、防风、薄荷、柴胡、苍术各五钱，以去风毒、寒毒、湿毒。再用黄连、黄柏、黄芩、栀子、大黄、芒硝、胆草、石膏、石决各五钱，以去火热、湿热、燥热。又用归尾、赤芍、生地、红花、桃仁、丹参各五钱，以去瘀血，破血养血。又用菊花、蒙花、木贼、千里光各五钱，以去障明目。

以上诸药，共为煎出浓汁。再将甘石煅红，以药汁淬入甘石内，又煅红，又淬，以药汁尽为度，纳起研细。再煎甘草汁、绿豆汁，浸一夜，去火毒。然后用桑柳木搞起浮浆，细绢滤过，澄清，倾去清水。将甘石膏子晒干研细，放舌上中间，良久自化无滓者。然后兑入片麝，先研烂，后研均，此为阳丹。

如合阴丹，用黑铅、水银各八钱，同为火化，研细。如有滓，再用水银二三钱，入铅淬内，再用火化研细。后用火硝六钱、黄丹六钱、硼砂三钱煅、白矾三钱煅，同黑铅、水银药面共入锅内，再煅二三时。然后纳起研细，仍试于舌上自化无滓者，方可入目。再用白丁香三钱澄粉、指甲三钱炒黄、硇砂三钱煅过、巴霜三分、银朱三分、佛金二张、古磁器三钱煅红，童便炒三次，单为研细如尘。龙骨二钱，元精石三钱。

以上阴丹药，去云翳，消厚障。

海螵蛸二钱，去壳　陀参二钱　明雄二钱　朱砂三钱　青盐二钱
轻粉二钱　□粉一钱　内仁三钱，去皮　牯古牛三钱，推毒焙干用

以上阴丹药消雾障，发光明。将药共为研细，放舌上中间，良久自化无滓者，方可听用。如有滓，再研细，仍入片麝其中，此为阴丹。

如云翳厚障，用阴丹。如赤痒未尽，兑入阳丹，兑多兑少，在人神而明之。如红赤痒痒用阳丹，如翳障未除兑入阴丹，兑

多兑少，亦在人神而明之。外障等症，统治以阴阳二丹，无不应手辄效，真乃活人之灵宝也。

丹膏十方①

甘砂丹 去障发光，兼消胬肉云翳。甘石照阳丹，炙法更神妙。

甘石四两，煅过盐水炙，花椒泡水炙，姜汁水　硼砂二两，煅过研细

朱砂一两五钱，生研　白丁香一二三钱，亦可澄粉用　乌玉粉三两，入荞粉

共研细，放舌中自化无滓为准。后入上片一二分，先研烂，后兑均匀。或兑乳汁点，或兑浓茶点，或干点，或用铜钱末水兑药点，或用蜂糖调水兑药点，或笔尖调药点，皆可。

又云：如眼内胀痛不胜点药，用野菊花、车前草、卷子叶、柏柳叶，以及胡指甲、墨斗草叶等。先用茶湿叶，后将眼药挑针鼻大三四点，拌叶中调湿，揭起贴大眼角上，或小眼角上，使药性缓缓浸入，以去目疾亦妙，但勿使叶子遮掩神光。

解毒丹 治风热火毒，血丝痒痒。亦名三清丹。

山慈菇，切片。花椒汁浸湿，晒干研细，少兑上片，点入眼角，能散血丝毒障，山慈菇要真。

紫金丹 治风热火毒。

黄连三两、内仁二两、薄荷三两，先煎去汁，再煎去汁，三煎去汁，细绢滤过。略煎浓时，纳入碗内，再下蜂糖六钱、羊胆一杯、人乳一杯、黄丹二钱、上片五分，研细收入碗内听用。

按：此膏黄连、羊胆清肌退热，蜂糖、内仁、人乳润燥养

---

① 丹膏十方：据目录改。底本目录改"十一方"书中所列只有十方故改之。

神，薄荷祛风，黄丹、冰片散秽浊而去凝结，诚万应神膏也。造此膏，冬至后更妙。

灵飞丹　治老膜云翳，红丝凝结等症。

黑铅一两，水银一两，用火化一家，纳起研细，用绢滤过。又将铅滓再用水银火化一家，研细如前法。如滓未尽，亦如之，以铅化尽为准。后用火硝一两五钱、枯矾五分、黄丹五分、硼砂三钱，共入罐内，照升丹法，升打成丹听用。或将药品共入锅内，再用火化，纳起研细听用，亦可。

按：此丹专治老膜云翳，红丝凝结等症。如有热毒未净，宜兑解毒丹，或兑丹砂丹治之，均可。

风虫丹　治痒痒赤烂。

苏荷叶一两五钱，黄连水泡，纳起晒干，研细　枯矾五钱，黄连水浸　明雄一钱，黄连水浸　黄丹五钱

以上四味，共用花椒汁、姜粉泡湿晒干，共为研细，放于舌上，自化无滓者为准。用笔尖拌药，点入大眼角内。或用自己食指尖侧边湿水沾药，点入大眼角亦可也。

眼弦赤烂方　兼治痒痒。

花椒五钱　枯矾二钱　猪油二两

将椒一味，先入猪油内，蒸出椒性，去椒。用铜绿五分，无铜绿，用黄丹五分代之，研细入油中，再为研均，藏瓶听用。如眼角痒痒，点入眼角内，或眼胞赤烂，搽上眼胞外。

五黄丹　治暴发火眼红肿热痛。

黄连五钱　黄芩八钱　黄柏一两　大黄二两　黄丹二两　薄荷四两

共为打面，用葱汁浓茶，调敷两侧及眼眶，如干，以茶润之。

提毒丹　治火眼初起，头目疼痛。

羌活五两　北辛五两，土辛亦可　白芷一斤　苏荷一斤　苏叶一斤　大黄五两

共为打面，用火葱、五皮风、麦面，先为冲烂，后合药面，火酒炖热调匀，捏一大丸，滚头目疼痛昏肿等处。如冷，炖热又滚，滚到数次，头目即清爽，此乃外治之一法也。

拨毒丹　治症如前。

黄连二两　姜黄五钱　芒硝四两　牙皂一两

共为打面，鸡蛋清、火葱汁、浓茶合调均，敷少阳穴、两手心及两足心，如干，以茶润湿。又一法，芒硝五钱，浓茶调敷两手心，如干，以茶润之。此方亦治虚弱人潮烧。

洗涤膏

独活五两　荆芥五两　薄荷五两　野菊花五两，茎叶皆可用　五皮风五两　三皮风五两　生姜五两　火葱五两　花椒三两。以上九味，去风毒寒毒　黄连四两　黄芩四两　黄柏四两　大黄四两　生地六两　芒硝一两　苦参四两　绿豆一合　甘草四两。以上九味，去热毒燥毒　硼砂二两　青盐二两，涤浊垢　橘叶四两　茶叶四两，荡浊气　晚蚕砂五两　土茵陈五两，去湿热

此方除青盐、硼砂外，共用水煎，布滤去滓。再将药滓煎水，再滤去滓。又将药滓煎水，三滤去滓。然后将三到药水，漫①煎稠候干，捏成丸子，如元眼核大，茶泡洗眼，一丸可洗十余次。硼砂、青盐二味，研细兑入膏内。

---

①　漫：同"慢"。宋·赵与时《宾退录》卷二："蔡襄如少年女子，体态娇娆，行步缓漫，多饰繁华。"

计开募捐各善士芳名列后

柳芷香、胡敬六、张本初、蒋心源，各捐生洋三十大圆（元）正。李附周、张筠书、李泽敷，共收捐生洋二百一十元正。付刻工钱一百另捌千一百式拾柒文，付印刷成书一千本钱三百千文，共付钱四百另八千一百二十七文。

以上由孙鹏九、李仲咸经手

校注后记

  《眼科集成》是晚清在眼科领域具有一定学术价值的专著，陈善堂著，成书于清光绪十八年（1892），全书共两卷。此书自刊刻以后，世人称引甚少。直至20世纪90年代，学界才开始对该书的版本、内容、馆藏等信息进行介绍，但评介都甚为简略。盖因书籍距今已有百余年，古今有别，加之没有相关整理本问世，致使该书传播的范围和价值的利用受到一定程度的影响。有鉴于此，我们整理《眼科集成》，希望能对我国眼科医学的发展有所裨益。

一、作者生平及其子嗣

  据孙程远《新刻眼科集成纪实》的叙述，善堂为陈氏之字，传世典籍中未见其名的相关记载，故无从知晓。陈氏出生于重庆西城里土主场侧右五里许，年近六旬而逝。为人真诚，乐善好施，精通儒学，崇尚孔孟，同时亦精究方药，创设调元药室治病救人。临证实践注重理、法、方、药的一线贯通，强调"审情认症，按症立方"，以及"行法而不泥于法，用方而不拘于方"，被时人称为"灵明妙化"之人，医名顿著，誉满乡里。医学各科中，陈氏于眼目一科"更加细心考核，慎思窍妙，明辨精微"，博览群书，结合实际，尽吐心得，撰成《眼科集成》一书，为后学大开方便之门。培元子"医林引正救弊浅说"中谓此书"维采先哲之明言，集前贤之确论"的特点；以及作者自题"采集小序"，对眼科现状、编撰依据及其价值，都有一定说明。文末附有此书刊刻经费募捐者姓名及开支项目。

  全书共两卷，卷上先论述了十二经、五轮定位、八廓定位、火眼、云翳、用药、治云翳胬肉、钩割针烙、古人眼目、眼目神膏神水等诸论，随后对外障加以讨论叙述，包括外障总论及天行火眼等外障三十六症，按五脏分列各脏独治、兼治、夹治、外治诸方。卷下主要是对内障的分析和总结，阐述了瞳仁散大、瞳仁缩小、暴盲、黑影如蝇等九症，并附载治内障方72首，眼科杂方66首，外治方25首，丹膏方10首。正文前有：孙程远"新刻眼科集成纪实"，述及陈善堂是清代巴渝（今重庆市）西城人，居住在土主场侧右五里许，年近六旬而逝。陈氏天性真诚，幼年颖悟，举止温雅，精通儒学，崇尚孔孟之道，深明三才之理。为了普救民生疾苦，陈氏立志学医，每日得暇，兼习医典。他精勤不倦，思维敏捷，精究轩岐之术，时日既久，则精悟益深，颇有心得。在奠定深厚中医理论的基础上，他又于家居之外，创设调元药室，悬壶应诊。患者就医，投无不效。他慈心益世，对孤贫患者，倍加悯恤，老安怀幼，济人于危难之间，因此名噪乡里，远近称颂，求医求药者络绎不绝。陈氏一生尘视名利，日时乐行善道，从未厌倦，与善堂之名甚相吻合。

该书总结了清代（包括清代）以前部分医家的眼科经验，并有所补充。全书以"眼通五脏，气贯五轮"为指导，利用眼部疾病与体内脏腑经络的功能关系，对眼科理论和眼病病症、诊断、辨证与治疗进行了阐释。书中不仅介绍了众多的内治方法，如疏风清热法、祛风散寒法、泻火解毒法、活血化瘀法、疏肝理气法、补益肝肾法等；还介绍了熏洗、冲洗、吹冲、外敷、夹等眼病外治法。此外，作者旁征博引，精心选录大量实用方论，并有方义说明，内容简明扼要，浅显易懂，甚便后学者习读和借鉴。

总体来说，《眼科集成》一书既善于继承前代中医眼科学的宝贵经验，又敢于创新立说，许多观点不乏真知灼见，具有一定的研究和参考价值。

陈氏认为古人讨论眼目之症数量不一，有四十七症，有七十二症，有一百零八症，甚至有一百八十症之说。症多方多，纷繁复杂，支离泛滥，致使学者阅读使用甚难。有鉴于此，陈氏着意思维，勤求古训，旁搜博引，采录先哲明言，汇集名家确论，精选时方验方精方，以"凭脉认症，按症立方"为准则，益广分类，逐一分条列举和阐释，悉精微而极尽，间抒己意，多有新见，撰成《眼科集成》，以嘉惠后学。

陈氏有嗣二人：长嗣炳昌，字图南，自幼聪颖好学，初次参加科举考试即以优异成绩高居榜首，惜未能跻身仕途，跟许多读书人一样，选择了"不为良相，即为良医"的道路，遂改研岐黄之术，志在济人，乃由其父指示门径，躬传医家之精要。次嗣业儒，字辅之，亦以医为业。在陈氏的苦心训导栽培下，两子都能秉承家学，刻苦钻研，强闻博记，不慕荣利，笃承父志，潜心岐黄，方便积功，遵行厚德，仁术济世，慈心为民而终身不辍，在当地颇享盛誉。

其孙鼎三，祖述德业，家学渊源，志学强记，待人笃厚，孝敬友悌，古风不吝，润沾时雨，令闻昭彰，内外推敬。当地孙程远因患疾而延请鼎三调治，知其先祖留有《眼科集成》书稿，遂请他公布世人。鼎三欣然允诺，第二日便交付孙程远。为了使眼科习业者有所补益，眼科患者能自行调治，穷乡僻壤之地有方可治，孙程远通过募捐资助，刊成《眼科集成》，并推广流通。陈氏祖孙三代皆以医立业，诚可谓三世良医。

二、《眼科集成》版本考辨

关于现存《眼科集成》的版本，学界存在分歧。一是以

"清嘉庆二十五年庚辰（1820）渝城治古堂刊本"为现存版本，如《中国医籍通考》（卷四）；二是以"1920年渝城治古堂刻本"为现存版本，如《中国中医古籍总目》《中医古籍珍本提要》；三是《眼科集成》现存抄本，藏于浙江中医药研究所，如《中国中医古籍总目》《中医古籍珍本提要》《中国医籍续考》。至于版本的具体信息，均只字未提，无从知晓。

为弄清事实，根据《中国中医古籍总目》等工具书提供的线索，我们对中国中医科学院图书馆、重庆市图书馆所藏相同版本的《眼科集成》进行复核比勘，发现该书书名页右上角清楚刻题"民国九年春新镌"，民国九年即公元1920年，与《中国中医古籍总目》《中医古籍珍本提要》的记载相吻合。《中国医籍通考》（卷四）所说"清嘉庆二十五年庚辰（1820）渝城治古堂刊本"，不知何据，值得怀疑。查核《眼科集成》，书中载有陈善堂的"采集小序"，此序作于清光绪十八年（1892），由此可知1820年此书尚未开始写著，又谈何刊行，可知此说不可采信。至于《中国中医古籍总目》《中医古籍珍本提要》《中国医籍续考》中都记载有抄本《眼科集成》，藏于浙江中医药研究所，但经实地调研，却没有查到该抄本，是否真有此抄本亦成问题。此外，《中医古籍珍本提要》介绍《眼科集成》馆藏地之一为中国中培研究院，经调查和咨询相关专家，没有所谓的"中国中培研究院"，而我们在中国中医科学院查找到该书，因此"中国中培研究院"当是"中国中医科学院"前身之误。经调研，此书于1920年刊刻之后，就没有再刊行。可知，现存1920年渝城治古堂刻本，是迄今所见刊行的唯一版本，至于"新镌"之外是否有"旧镌"，由于没有任何相关资料，只能付诸阙如了。该版本内容完备，书中没有缺页、残破。版本的具体信息，描述如下：

全书由书名页，序文、正文和募捐及支付明细组成，各卷之中列有目录。书名页正中大字题刻"眼科集成"；右上方为刊刻时间"民国九年春月新镌"；左下角刻雕板存放处，即"板存渝城治古堂，印送者不取板赀"；版框为四周粗线单边栏，有两纵界格。序文、正文和文末募捐支付明细页，版框皆为上、下、右三侧为粗线，左侧为细线，单边栏线。其中序文及文末募捐支付页面无界行，而有的正文半页版框内有交界格，数量不一，有的却无。序文和正文半页少则 1 行，多则 9 行，行字数不一，满行 22 字，正书。版心中间有黑色单鱼尾图案，鱼尾之上刻有书名"眼科集成"，鱼尾之下为卷数及页码。

由上述可知，《眼科集成》是一本有书名、作者、刻刻者、刊刻日期、序、成书时间、目录、正文、出资人等主要结构的中型眼科著作。

三、《眼科集成》的学术价值

（一）虽曰集成，每见增补，亦有发挥

《眼科集成》中精选诸多前贤妙论，蒐集明清眼科名方，故曰集成。全书集录有傅仁宇、黄庭镜、王子仙、张盖先、王锡鑫、李中涵、周生之、庞安常、龚云林、周文永、舒驰远等 10 余位医家的眼科理论和病症治疗经验，其中既有一些人们熟知的眼科及各科名家，如傅仁宇、黄庭镜、马化龙、庞安常、龚云林、舒驰远等，也有一些不太知名，其医著或已失传的医家，如王子仙、张盖先、李中涵、周生之、周文永等，这些医家的学术经验赖本书得以传承。作者尤其重视王子仙、张盖先、傅仁宇、黄庭镜、龚云林、马化龙、王锡鑫等诸医家之说，特别是所引最多的王子仙、张盖先之论，多是已佚之文，尤为珍

贵。书中明确标示医家论述之处，据我们统计，采自王子仙者共35条，采自张盖先者30条，采自傅仁宇者30条，采自黄庭镜者20条，采自龚云林者7条，采自马化龙者3条，采自王锡鑫者3条，只是使用的标题名称时有改动。此外，书中还摘引了医家周云林"眼生云翳"说及其对天行火眼与暴发火眼论的辨别。引用了周生之的"火眼论""眼皮痛症""不赤而痛症""赤而不痛症""女人逆经症"等有关眼科疾病的辨证和附方。可贵的是二周之说于他书未见，赖此书摘引得以保存。因此，《眼科集成》对于了解这些已佚医家的学术思想和临床经验，对于中国古代眼科理论的整理与研究，都具有重要的文献参考价值。

此外一些未标明出处的见解也很有见地，其来源多已不明，是否作者经验亦未可知，但看来作者至少是同意并赞赏这些学术主张的，故而将其纳入本书之中，如节录眼目十五论中第一论治火眼强调发散，二论治火眼主张逐邪先寻去路，对已生云翳忌开手遽用苦寒峻下，倡用在除风散热基础上合散翳、散血、破气之药，合上中下而治之。第七论中提出"治眼目之疾，慎用补肾之药"。第八论主张"如见黑色，则当审其虚实寒热，而加味以治之。不可一概用补，而塞其通明之孔窍也。"第十一论认为"盖红丝为云翳之根，云翳为红丝之苗。欲退云翳，先散红丝；欲散红丝，先治风火；不散风火，红丝决不能退。散尽红丝，云翳又不易退，必要红丝云翳一齐退去，方为妙手"等理论见解都极具见地，非有多年临床经验，兼具一定理论修养者不会有如此精辟的认识和深刻的体会。

在阐述眼论、眼症及方药时，陈善堂善于在博采历代诸家学说和征引相关典籍基础上，结合个人经验予以补充发挥和提示要点。正如陈氏在《采集小序》中说："症有未详也，详于论；论有未详也，详于方。"这一观点在书中多处有具体的体现。如以"采古人云翳论"为例，作者在引用傅仁宇、周云林、马化龙等医家的相关论述之后，进一步阐述己意："此言云翳血丝，如根苗相连，皆属风火毒气所致，治宜清热破血，拨云退翳，养血活血，清气化痰等法为上。如纯用热剂，虽愈，亦属侥幸，学者宜深思之。如属阳虚之体，亦可用热药，以反佐而行药力。既云反佐而行药力，则知非纯用热剂，更宜深思之。"据此可知作者对眼科理论、辨证方法和用药配伍心得等方面都有独特见解，且能切中流弊，表达作者满腔热情地希望学医者在凭症用药方面应当谨慎和深思熟虑。又如"采用药论"，在引用王锡鑫语后，陈氏以浅近之语总括之："此言补泻之要诀，补宜清和，不宜甘温；泻宜凉散，不宜苦寒。"寥寥数语，已指明该论精髓，甚便于学者引用相关眼科理论和方药。诸如此类，书中多处可见。

（二）按五脏列方，厚重与灵巧并行

本书是一部眼论、病症、方剂并重，眼方众多的眼科专著，书中方药内容和信息尤为丰富，作者增补加工的成分较多，其学术成就较眼论、病症更为突出。书中方剂除按通常的据病症附方外，一个突出的特色是按脏腑及脏腑之间的关系立方，如书中于"五脏独治兼治因治总论"中先按心、肺、肝、肾、脾五脏列各经独治方，继列心、肺、肝、肾、脾病虚实热兼治方，随后再按心病因在小肠、肺病因在心经、肝病因在肺经、肾病因在肝心经、脾病因在肝经列治方，总计达33方，这些眼方基本上都是五轮的基础方，实现其据五脏选方的"独治之法、兼治之法、因治之法"的多个不同理论层次，从而达到作者所强调的"其紧要处，在'贵据五轮以认症'及'酌量症之虚实、人之虚实而加减治之，不可执成方以治之也'"的目的，使以五脏为核心选方用方的方法上升到了前所未有的高度，为医家选方用方提供了新的思路和方法，其原因就在于陈氏认为"眼科诸书，所论外障名目，难以悉举。今特举五脏方论，一一注明，以便学者一过目即知病在某经也。病因某经也，病兼某经也"的主张，也就是说作者是基于眼科病症数量众多，难以枚举，如按五脏归类则易于统率的思想方法出发的，是五轮学说在眼科方剂分类归纳中的重要运用。这种方法虽在其他眼科专著中也见采用，如《医理折衷目科》等，但为数不多，也尚未达到本书的力度，在按病症列方为眼科医著主流的背景下，能于此突破创新更见其价值。如此，据五脏列方与按病症附方二种眼科方剂的归类和运用方法在本书并行不悖，互为辅翼，丰富了眼科方剂的分类方法和选择应用。

本书方剂中每于适应证、药物组成、用量、方解、用法、药物加减变化等方剂学有关要素诸项齐备，内容全面周详。其中方剂每有方解是其中非常突出的特点。方书是临床各科专著的主体，但往往方书中每方之下多仅有适应证、药物组成和用法，或附有药物加减变化，于方剂中给予明确方解者并不多见。本书诸方在同类药物之后多标有功效，如菊花通圣散、补心汤、养肺汤、泻肝汤等数十首方剂，从其泻肝汤所载药物功效即可见一斑，方中胆草、黄芩、栀仁、大黄四味直入肝以泻火邪，柴胡、前胡、荆芥、防风四味直入肝以散风寒，当归、青皮二味活血理气，木贼、刺蒺藜、石决明三味拨云散翳，五皮风、李根、竹叶、车前作引，其对同类药物功效的论述相当于方剂的方解，这种方法，不但在眼科专著中罕见，在其他学科专著和方书中也不多见，对于更好地认识方剂中药物的配伍特点，方剂的作用和功效都将提供很大的帮助。

方剂中药物的用量早在《伤寒论》中就有记载，在方剂中标明药物的用量，无疑对医家更全面地认识方剂中药物的特点，更好地指导选方用药有着重要帮助。本书方剂中药物均标明药物用量，其中一些方剂中药物的用量较重，颇见作者胆识。如治眼内赤膜，胬肉上下横生的大黄平胃散，其中枳实六钱，防风八钱，木通五钱，胃弱者，加生姜一两。这在晚清名医医案中此类药物每每仅用一钱，甚至几分的情况来说不可谓不大胆，但他也不是一味仅凭药物量重唬人，此方中大黄三钱，石膏二钱，用量就较为平和，可见作者是据病情用药，有的放矢，而在加味白虎汤中石膏用量为二两，是前方的十倍，可见同样一味药物，书中用量是宜重则重，当轻则轻，主要是根据病情和方剂组成及配伍巧加安排。又如麻辛附子汤中，麻黄八钱，杏仁六钱，川芎五钱，白芷五钱，防风六钱，枳壳五钱，附片四钱，菊花六钱，甘草五钱，生姜一两，其中除升麻三钱，炮姜三钱药量较为平稳外，其余药量基本上是当时医家用量的数倍乃至10余倍，可见作者敢于重用药量以取胜，这在清代医家中实不多见，可与流传于四川的《眼科奇书》用药风格相呼应。其他如清热剂中的先解毒热汤，黄连四钱，黄芩五钱，胆草四钱，栀子四钱，石膏二两，花粉五钱，大黄六钱，芒硝八钱，枳实四钱，滑石一两，木通五钱，石燕八钱，仅厚朴二钱较轻，方中诸药特别是大黄六钱，芒硝八钱，石膏二两，苦寒清热药物用量不可谓不重，作者如没有丰富的临床经验和胆识谅不敢如此大胆。此方药物加减中，甘遂二三钱，丑牛四钱……如血枯不走者，方中加当归一两，生地八钱，麻仁八钱。诸药用量在当时而言可谓鹤立鸡群，傲视群雄。又如泻肺汤中黄芩八钱，杏仁六钱，枳壳一两，扁鹊三豆饮中赤小豆一两，绿豆一两，黑豆一两，生甘草六钱。此类不胜枚举，可见书中方剂药物用量偏重已不是个别的现象，是其方剂引人注目的重要学术特点。当然作者也不是一味以量重逞强卖弄，书中药物剂量也有如通常用量者，如用小承气汤加减治赤烂眼弦，亦胎风赤烂方，大黄一钱，甘草二钱，当归二钱，赤芍二钱，虫蜕一钱，谷精草一钱，羌活一钱，云风一钱，薄荷一钱，天麻一钱，杏仁二钱，苡仁五钱，药物用量就非常平和轻灵，与当时通用的药物用量合拍，但此类比起前者来说数量明显偏少，药物用量偏重属全书的主流。

（三）寒热并用，攻补兼施，治法多元

书中方剂的另一特点是在通常的眼科清热或补益方的基础上，注意寒热并用，攻补兼施，从多种病机角度进行配伍组方，从而适用于复杂的眼科病症。如治拳毛倒睫，冷泪多眵的防风饮，既用有补气的泡参、生芪、甘草，和血的当归，同时又用清火毒的黄连、黄芩，散风热的粉葛、防风、荆芥、蔓荆。其机理正如其在二论中所言"如云翳已生，血丝已满，开手遽用苦寒以下之，则热血冰注，阻滞经络，云翳血丝返不易退。治法宜用除风散热之药，以清其上。如表症未净，里症又急，仍用菊花通圣散，再加散翳、散血、破气之药，合上中下而治之。如火，则当审其虚实，或活血，或养血，或扶胃，或固脾，酌用发散退云、清火调气之味治之，则善于治矣。此言逐邪先寻去路，或从汗解，或从下除，或内外兼治而两解之，免使热血冰注，凝结经络，则云翳血丝自然易退"，可见其理论极富见地，陈氏是胸有成竹。又如书中黄氏天保采薇汤，治痘贯浆时，目暴赤肿。补之则痘毒必害于目，不补则痘浆尚未圆满。用药殊觉棘手，方中用参芪地归甘滋补气血，芍药和阴，内仁润燥，

楂肉调滞气，谷精散邪气，黄连、黄芩、木通、大力、草茸解其毒热，桔梗、寸冬、连翘清其邪热。攻补兼施，两相疗治而两不相妨。又如治血虚阴虚，风火内伏，上攻头目，瞳仁散大的滋阴二地丸，通过养血凉血，收火散火，而出内风。选熟地、当归养血，生地、地骨皮凉血，黄芩散肺火，黄连散肝火，天门冬清肺而活肾，柴胡散肝而升阳，北味子收光而敛散，草决明除风明目，枳壳利气明目，泡参、甘草益胃和中，桑叶、夏枯草为引，针对复杂病情，多个方向巧妙配伍，齐头并进，杂而不乱。也就是说，在病情复杂，不是单一原因形成的情况下，往往需要从多方面思考，要善于从病因病机的多种不同角度，在眼科理论的指导下综合组方用药，寒热并用，攻补兼施，以免顾此失彼。

作者敢于在眼方中重用药物的同时，也于方剂中每每选用温热药，先是在眼痛寒热证中引用龚云林的附子理中汤，其后在眼科杂方66方中，于麻辛附子汤治因寒郁于气血之间，不得发越，用北辛、附片、炮姜；用桂附羌活汤治疗因眼目白珠血丝红赤，服凉药而不散者，判为火郁于血分，不得流行，用桂枝、附片；用和气汤治阳虚人火眼过后，红丝不散时配伍雄片；在加味当归补血汤治痘麻炎眼过后红丝已净，眵泪已无，黑珠之上微有薄薄云障翳膜等症，用肉桂、雄片、均姜、吴萸热以散之。诸方用温热药的温散之性，温散寒郁凝滞的云翳和红赤，别有胆识。其理论系继承前辈张氏用热药的经验总结，"治眼目之疾，宜用热药治之者有四：一曰寒郁，二曰火郁，三曰真阳素虚，四曰肾火不足。"傅仁宇"如云翳红丝，日久未能散净，恐气血凝滞，又可用雄片、生姜，以温散而反佐之"的主张，及张盖先"云翳胬肉之生也，皆由风火痰气所结而成。……如红丝净尽，翳色嫩白而未至光滑者，内可用当归、川芎以活其血，雄片、吴萸以行其气，麻黄、桂枝以散之"的理论。并引用王子仙治疗经验，"瞳仁金井之间兼有隐隐作痛……属阳虚者，再加雄片，以反佐而行其药力。瞳仁紧细者，宜用壮水之品，加入均姜、肉桂、北辛，以开神光"。此外，书中还引有治少阴头痛的舒驰远驱阴扶阳汤、傅仁宇细辛汤。治厥阴经头的傅仁宇吴茱萸汤，舒驰远助阳逐阴汤等温阳驱寒类方剂。可见其对前人眼科温热药有较为全面系统地继承和运用。这在眼居人体高位，"目不因火则不病"眼科理论认识盛行的情况下，是颇具胆识卓见的又一表现，与四川火神派及《眼科奇书》的用药风格如出一辙，与《目经大成》《目科捷径》的温补用药相呼应，在眼科医家中诚不多见。

　　上卷有关"夹治法"的论述极其详细。文中明确记载"用竹一片长一寸二三分，宽一分，正中平破，不可削去边锋。一头先扎紧，一头搬开，将患眼胞皮安置其中，用手捏住一头，教他眼睛漫挣漫闭，细看眼睫拳毛。向内者尽行向外，方可着力捆紧其夹外之肉。碾远志、半夏面，调麻油敷上。但两头宜留线缝，以通血气，不然则肿。如肿，用生地、归尾汁搽肿处，俟七日后肉干作痒，方可去竹夹。上夹时，内宜服行气、行血、清热、导滞、攻散、逐瘀等药以治之。去夹后，宜健脾补气、养肝血、戏伏风，以拔其根"。文中对治疗工具的选择、制作、运用、外用药物的使用、内服药的机理与注意事项都有详细的叙述，充分体现了古代夹法这种眼科手术的具体操体方法。此法现代虽已不再使用，但对了解中国古代眼科学外治方法仍然具有重要的文献参考价值。

总 书 目

I

本　草

方　书

医便

卫生编

袖珍方

仁术便览

古方汇精

圣济总录

众妙仙方

李氏医鉴

医方丛话

医方约说

医方便览

乾坤生意

悬袖便方

救急易方

程氏释方

集古良方

摄生总论

摄生秘剖

辨症良方

活人心法（朱权）

卫生家宝方

见心斋药录

寿世简便集

医方大成论

医方考绳愆

鸡峰普济方

饲鹤亭集方

临症经验方

思济堂方书

济世碎金方

揣摩有得集

瓯斋急应奇方

乾坤生意秘韫

简易普济良方

内外验方秘传

名方类证医书大全

新编南北经验医方大成

临证综合

医级

医悟

丹台玉案

玉机辨症

古今医诗

本草权度

弄丸心法

医林绳墨

医学碎金

医学粹精

医宗备要

医宗宝镜

医宗撮精

医经小学

医垒元戎

证治要义

松厓医径

扁鹊心书

素仙简要

IV